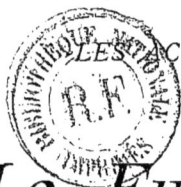

LES ACTUALITÉS MÉDICALES

———

La Fulguration

Sa valeur thérapeutique

LES ACTUALITÉS MÉDICALES

La Fulguration
Sa valeur thérapeutique

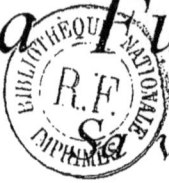

PAR

Le Dʳ A. ZIMMERN

Professeur agrégé à la Faculté de médecine de Paris

Avec figures dans le texte

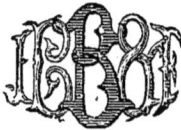

PARIS

LIBRAIRIE J.-B. BAILLIÈRE ET FILS

19, RUE HAUTEFEUILLE, 19

1909

LA FULGURATION

SA VALEUR THÉRAPEUTIQUE

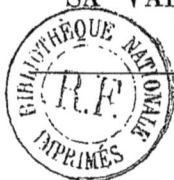

AVANT-PROPOS

Nous nous sommes proposé de faire dans ce petit
livre, une *étude critique* de la fulguration, fondée
d'une part sur les acquisitions de l'électro-physio-
logie, d'autre part sur des documents personnels.

Sous les multiples formes où on l'utilise en médecine, l'énergie électrique jouit de propriétés
physiologiques et thérapeutiques variées, bien dis-
tinctes, parfois même totalement opposées.

Pour n'en rappeler que quelques-unes des plus
typiques, c'est l'*action excito-motice* qu'exerce
sur la fibre musculaire lisse l'onde étalée du courant continu, et qu'on utilise couramment pour
combattre l'atonie utérine (hémorragies de la sub-
involution), ou la parésie intestinale (lavement
électrique dans l'obstruction intestinale); c'est l'action élective que les rayons X issus de la décharge

dans les gaz raréfiés exercent *sur la cellule en voie de développement*, la cellule épithéliale, le globule blanc, action mise à profit dans le traitement des néoplasmes, des leucocytoses ; c'est encore *l'assouplissement* remarquable que déterminent sur les *tissus scléreux et cicatriciels* les mouvements d'ions au voisinage de la cathode du courant continu, modifications qui constituent la base du traitement des rétrécissements des conduits de l'organisme (œsophage, rectum, urètre, etc.).

Les récentes tentatives faites à l'encontre du cancer avec une autre modalité électrique, l'étincelle de haute fréquence, ont vivement contribué à mettre en lumière une propriété générale fort curieuse de l'étincelle qui se caractérise par la *sti mulation* des processus de cicatrisation.

Lorsque de Keating-Hart présenta ses premiers résultats de cancers traités par la fulguration, résultats conquis, on s'en souvient, sur des cas éminemment défavorables à toute action thérapeutique, les chirurgiens qui les examinèrent eurent nettement l'impression d'un fait nouveau.

L'image éveillée par le mot fulguration y aidant, on vit tout d'abord dans l'étincelle un agent susceptible de parachever l'œuvre du bistouri, soit par destruction du tissu néoplasique, soit simplement par l'inhibition déterminée par le choc.

Mais, en définitive, l'attribution à l'étincelle d'une action en quelque sorte élective sur la cellule cancéreuse, de même que la théorie de la sidération des éléments néoplasiques, imaginée par de Keating-Hart, ne sauraient plus être envisagées que comme des hypothèses de la première heure, un peu imprudentes sans doute, excusables néanmoins par le besoin d'explication que la raison exige.

Si, dans les cas de cancers graves qui leur ont été présentés en état de guérison *apparente*, les chirurgiens ont eu le sentiment d'un progrès, d'un fait nouveau, c'est en réalité dans la beauté, la solidité de la cicatrice que l'analyse le découvre.

Que cette cicatrice, en outre, par sa texture, soit capable de s'opposer dans une certaine mesure à une repullulation locale active, cela n'est pas impossible, mais réclame encore un supplément d'enquête.

De toute façon, le fait nouveau, ou considéré comme tel, le fait palpable, se révèle dans l'activité du processus de réparation de la perte de substance produite par l'exérèse chirurgicale. Or, dans cet ordre d'idées, l'application de la fulguration au cancer présente une analogie étroite avec les effets déjà connus de la haute fréquence locale dans le traitement des plaies torpides.

En général, une plaie quelconque, convenablement criblée d'étincelles, devient rapidement le siège d'un travail de réparation qui dépasse en activité celui qu'on est accoutumé à observer quand les plaies sont livrées à leur évolution naturelle. Qu'il s'agisse de plaies couvertes de produits d'excrétion, de débris sphacéliques, ou bien serties de nodules tuberculeux ou néoplasiques, l'étincelle de haute fréquence a pour effet d'en favoriser la cicatrisation, quelquefois même sans qu'on lui ait préparé le terrain par la mise à nu du tissu sain.

C'est à cette interprétation que nous nous rattachons pour expliquer les résultats de la fulguration dans le cancer, et si nous avons entrepris d'exposer ci-après cette question d'actualité, c'est moins pour aider à sa vulgarisation que pour chercher à en dégager une propriété de l'électricité jusqu'ici restée dans l'ombre : *l'action réparatrice de l'étincelle*.

I. — DÉFINITION ET HISTORIQUE.

On donne le nom de fulguration à une méthode électro-chirurgicale dans laquelle, au cours de l'intervention sanglante, on utilise comme auxiliaire du bistouri ou de la curette l'étincelle électrique de haute tension.

Le principal objectif de la méthode ayant été jusqu'ici la cure des tumeurs malignes, l'historique de la fulguration se borne presque entièrement aux travaux relatifs à son application dans le traitement du cancer.

Les tentatives faites au siècle dernier à l'aide du *courant continu* révèlent déjà la préoccupation d'amener par des chocs électriques la destruction du tissu néoplasique.

C'est ainsi qu'en 1888, Inglis Parsons (1), préconisait, pour toutes sortes de néoplasmes abordables, les interruptions ou les renversements de courant continu, ceux-ci pratiqués de dix en dix

(1) INGLIS PARSONS, *Trans. of gynaecol. Soc.*, London, 1888. — The healing of rodent cancer by electricity, London, 1893.

secondes. Les intensités employées étant très élevées (400 à 800 milliampères), l'anesthésie générale s'imposait.

Le courant arrivait aux lésions à détruire par de longues aiguilles implantées dans la tumeur et que l'on déplaçait plusieurs fois au cours d'une même séance, de manière à faire porter l'action destructrice sur la plus grande étendue possible.

En outre, dans bien des cas, Parsons recommande de faire précéder l'intervention électrique d'un curage préalable.

Un peu plus tard, Parsons (1) toujours fidèle à son idée de détruire les productions cancéreuses par des chocs électriques, propose de relier les deux aiguilles implantées dans la tumeur aux bornes du secondaire d'une *bobine d'induction*. Des essais préliminaires faits sur du tissu musculaire lui montrèrent la possibilité d'amener de cette manière la désintégration des tissus interposés entre les deux électrodes.

C'est donc à Parsons qu'appartient la première

(1) INGLIS PARSONS, *Asclep.*, 1897.

tentative de destruction des tumeurs à l'aide du courant de haute tension.

L'*étincelle de haute fréquence*, née du résonateur d'Oudin, fut employée pour la première fois par cet auteur dans un cas de psoriasis (1). Par la suite, il l'essaya avec succès dans les végétations vénériennes et certaines tumeurs bénignes de la peau, comme le molluscum. Mais c'est Rivière qui le premier l'utilise dans un cas d'épithéliome de la face. Dans sa communication au Congrès de 1900, intitulée : Action des courants de haute fréquence et des effluves du résonateur Oudin sur certaines tumeurs malignes et sur la tuberculose (2), Rivière déclare s'être servi, dans une première séance, de l'étincelle directe du résonateur, partie d'une électrode humide, mais n'avoir pu poursuivre cette technique et avoir été obligé, en raison de la douleur, de recourir dans les séances ultérieures à l'électrode condensatrice.

Il est question, dans le même travail, d'un cancroïde du nez que l'auteur toucha avec une pointe métallique réunie au résonateur, et qui, vraisemblablement sous l'action de minuscules étincelles,

(1) Oudin, *Bulletin de la Soc. de dermatol.*, 3 août 1894.
(2) Rivière, *Congrès intern. de méd.*, Paris, 1900.

blanchit tout d'abord, puis prit une couleur
brune et, au bout de douze jours, finit par tomber
sans laisser de traces.

Dans un troisième cas enfin, un cancer de l'utérus, Rivière réédite la technique imaginée par
Parsons, l'électro-puncture double de la tumeur,
mais en substituant au courant de haute tension
de la bobine le courant de haute fréquence né du
résonateur.

Sans doute Rivière semble-t-il avoir eu un
moment la pensée de faire suivre l'intervention
chirurgicale d'une action électrique, dans le but de
prévenir la récidive : c'est du moins ce que laisse
supposer la proposition qu'il émet de faire suivre
l'exérèse d'une séance d'effluvation, ce complément
à l'acte chirurgical devant avoir pour effet de « modifier la vitalité des nouvelles régions contaminées
par la brèche opératoire ». Mais, en fait, aucune
indication sur le moment, l'intensité de l'effluvation, le nombre et la durée des séances ne précise
la conception de l'auteur, et, d'autre part, on ne
trouve dans ses travaux ultérieurs la relation d'aucun cas traité selon ces principes.

En 1902, à l'occasion de la présentation d'une
nouvelle électrode pour le traitement du lupus

par la très courte étincelle de haute fréquence, Guilloz (de Nancy) (1) indique la possibilité de détruire par ce moyen de petits papillomes.

En 1904, Strebel (de Munich) (2), dans un article sur le traitement du lupus par la petite étincelle de résonance, parle des recherches qu'il poursuit sur la « destruction moléculaire » des cellules épithéliales à l'aide d'étincelles d'une nature spéciale.

Vers la même époque, un dermatologiste anglais, Allen (3) prétend avoir pu détruire quelques noyaux d'infiltration sarcomateuse par la projection d'étincelles sur la région malade et améliorer plusieurs cas de sarcome du maxillaire à l'aide de l'électrode à vide promenée sur la tumeur. De même, l'emploi de l'auto-conduction lui aurait procuré quelques résultats encourageants.

La même année, Maxime Ménard (4) publie l'observation d'un épithélioma cutané de la région sous-claviculaire, cicatrisé après la huitième séance de haute fréquence (étincelle chaude du solénoïde primaire).

(1) Guilloz, *Soc. de méd. de Nancy*, 10 déc. 1902.

(2) Strebel, *Munch. med. Wochenschr.*, 7 janv. 1904.

(3) Allen, *Med. Record*, 20 fév. 1904.

(4) Ménard, Épithélioma cutané traité par les courants de haute fréquence (*Méd. moderne*, 14 mai 1904).

Au Congrès de Grenoble de 1904, Bordier (1) communique trois observations de néoplasies cutanées, un épithélioma papillaire et deux épithéliomas perlés, dont la guérison fut obtenue par la petite étincelle de résonance. Il conseille vivement le procédé qui procure une cicatrice beaucoup moins visible qu'avec les anciens procédés d'électrolyse.

Dès lors commence pour l'application de la haute fréquence au traitement du cancer une ère d'activité remarquable.

Lacaille (2), en juin 1905, rapporte l'histoire de deux petits épithéliomes cutanés traités par l'étincelle du résonateur. Oudin, en novembre 1905, revient sur la question et, confirmant le résultats de Lacaille, formule une technique précise de l'application.

Enfin, en 1906, au Congrès de Milan, avec la première communication de de Keating-Hart (3), l'étincelle électrique quitte le domaine des petites tumeurs superficielles pour entrer dans le traitement des grands épithéliomas du sein, du rectum,

(1) Bordier, Traitement des épithéliomas cutanés par l'étincelle de haute fréquence (*Congrès de l'A. F. A. S.*, Grenoble, 1904).

(2) Lacaille, *Soc. franç. d'électroth.*, juin 1905.

(3) De Keating-Hart, Un nouveau mode de traitement du cancer (*Congrès internat. d'électrologie et de radiologie*, Milan, 1906).

de la muqueuse buccale, etc. Elle cesse d'être la petite étincelle timide des auteurs précédents, et devient l'étincelle violente, puissamment disruptive, intolérable à l'état de veille, qui nécessitera désormais le sommeil chloroformique.

De Keating-Hart reconnaît à la longue étincelle non seulement le pouvoir de détruire les cellules frappées directement par elle, mais aussi celui d'entamer la vitalité des cellules sous-jacentes : de là le nom de *sidération* primitivement proposé pour désigner la nouvelle méthode. L'action électrique entraîne du reste le plus souvent un complément d'ordre chirurgical, le curettage des parties détruites par l'étincelle, celui-ci ayant pour but de dispenser l'organisme du travail d'élimination des parties mortifiées.

Dans d'autres circonstances, par contre, l'acte électrique gagne à être précédé de l'exérèse chirurgicale, le chirurgien abandonnant à l'étincelle le soin de détruire toutes les portions de la tumeur inaccessibles à la curette ou au bistouri.

Au mois de juillet 1907, le professeur Pozzi, dans le service duquel de Keating-Hart avait fait ses premières démonstrations, porte la nouvelle méthode à la tribune de l'Académie et en formule le caractère nettement original, l'association de l'énucléation

chirurgicale avec la projection sur la plaie résul-
tante de puissantes étincelles électriques. Sous son
inspiration, la nouvelle méthode de traitement du
cancer prend le nom de fulguration (1).

A ce moment le but visé par de Keating-Hart
semble être l'électrocution de la cellule cancéreuse.
La chirurgie n'a à intervenir que pour le gros
œuvre ; le reliquat du bistouri et de la curette est
livré à l'étincelle, à laquelle revient le rôle destructif
complémentaire. Celui-ci semble même assez
puissant pour que l'action chirurgicale puisse s'étendre à cette catégorie de néoplasmes étiquetés inopérables du fait de l'impossibilité d'en dépasser
les limites. Une énucléation insuffisante, une exérèse limitée à la rencontre exacte des tissus sains
avec la masse néoplasique et, comme complément
de cette intervention, la destruction par l'étincelle
de la zone d'enveloppe suspecte, telle est la conception qu'on se fait de la méthode à la fin de
l'année 1907.

Mais peu à peu l'attention de de Keating-Hart et de

---

(1) S. Pozzi, Sur un mémoire de M. de Keating-Hart (de Mar-
seille) concernant l'action des courants de haute fréquence et de
haute tension dans le traitement des cancers (*Bull. de l'Acad.
de méd.*, Paris, 1907, p. 186, 196).

ses collaborateurs chirurgicaux se trouve particulièrement attirée par l'activité remarquable du travail
de réparation dont les plaies fulgurées sont le
siège. La vitesse avec laquelle se développe le
bourgeonnement dans les plaies fulgurées laissées
sans réunion, le caractère esthétique des cicatrices
consécutives frappent les observateurs.

Dès lors de Keating-Hart cesse d'envisager
l'action destructive de l'étincelle comme le facteur
essentiel dans les résultats obtenus, et il affecte
quelque tendance à attribuer une influence prépondérante à une action qu'il qualifie de *vitali-
sante*, mais dont l'essence lui échappe (1).

Le fait en lui-même n'est analysé avec quelque
rigueur qu'un peu plus tard dans un travail de Juge,
véritable étude critique et synthétique de la méthode (2).

Le collaborateur marseillais de de Keating-Hart
insiste sur la puissante réaction que la fulguration
suscite dans les tissus périnéoplasiques, et c'est à la
rapide évolution du tissu cicatriciel, au processus de

(1) DE KEATING-HART, La fulguration dans le traitement du
cancer (*Arch. d'électr. médicale*, 25 mai 1908).

(2) JUGE, Chirurgie du cancer et fulguration (*Arch. provinciales
de chirurgie*, 9 sept. 1908).

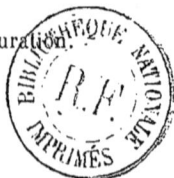

A. ZIMMERN. — La Fulguration.   2

fibrose qu'il est porté à attribuer le ralentissement que paraissent subir, dans leur marche, les néoplasmes fulgurés.

L'analogie que présentent ces faits avec ceux que l'on est accoutumé à observer sous l'influence de l'étincelle de haute fréquence nous a amené à penser que les effets attribués à l'étincelle électrique dans le traitement du cancer et considérés par certains comme surprenants, ressortissaient en définitive à une propriété générale de ces courants, et c'est pour caractériser cette propriété avec plus de précision que ne le laisserait entendre l'épithète de *tophique* que nous l'avons désignée par le qualificatif d'*ouloplasique* (1).

Plaies atones. — C'est à cette action ouloplasique de l'étincelle électrique qu'il convient de rapporter la cicatrisation des plaies atones.

Celles-ci ont été, depuis les origines de l'électrothérapie, l'objet de tentatives diverses.

Au début du siècle dernier déjà, Mauduyt recommandait l'*aigrette statique* pour le traite-

---

(1) De οὐλη, cicatrice et πλασσι ι, former. — A. ZIMMERN, Courants de haute fréquence et action ouloplasique. Essai sur les résultats de la fulguration (*Presse médicale*, 25 janvier 1909).

ment des plaies atoniques, et plus tard Clemens reprit le même procédé pour favoriser la cicatrisation d'ulcères de toute nature (torpides, syphilitiques, cancéreux).

Le souffle de nos puissantes machines statiques modernes a permis à plusieurs auteurs, en particulier à Bordier, d'amener la cicatrisation de larges ulcères de jambe, et à Suchier (1) de modifier l'évolution de quelques tumeurs malignes de la peau.

Le *courant continu*, appliqué directement sur les ulcères, méthode imaginée par Crussel et employée dans la suite par Spencer Wells, semble avoir donné des résultats favorables, ainsi qu'il ressort du travail d'Arnoldt inspiré par Onimus (2). Cette méthode cependant ne s'est pas généralisée.

Actuellement, à l'instigation d'Oudin, ce sont les effluves et les étincelles de haute fréquence qu'on a coutume d'utiliser dans le traitement des *plaies atones, ulcères variqueux, ulcérations du col, ulcérations tuberculeuses, fistules*, etc.

Notons enfin que le traitement des *radiodermites* pour lequel nous prévoyions dès 1906 l'efficacité de

(1) SUCHIER, *Annales d'électrobiol.*, 1907.
(2) ARNOLDT, Thèse de Paris, 1877.

haute fréquence (1), a été réalisé récemment avec sa technique habituelle par de Keating-Hart (2).

(1) A. ZIMMERN, Éléments d'électrothérapie clinique. Paris, 1906, Masson, édit.

(2) DE KEATING-HART, *Acad. des sciences*, mars 1909.

II. — L'INSTRUMENTATION DE HAUTE FRÉQUENCE ET L'ÉTINCELLE ÉLECTRIQUE.

Instrumentation. — Le dispositif employé pour la production des courants de haute fréquence se compose d'un transformateur de haute tension A (fig. 1), qui peut être un transformateur à circuit magnétique fermé ou une puissante bobine d'induction.

Ce transformateur a pour but de fournir le potentiel nécessaire à la charge des condensateurs BB'. Ceux-ci se déchargent entre les deux boules c et c', et le caractère oscillant de leur décharge se retrouve dans la portion SS du circuit qui relie les armatures externes des condensateurs. C'est dans ce conducteur, ce solénoïde, que circulent les courants de haute fréquence.

Le résonateur d'Oudin, qui complète cette instrumentation, est un appareil destiné à élever la tension de ces courants. Il est muni d'un dispositif de réglage qui permet de modifier sa période propre d'oscillations et de « l'accorder » avec celle de la source (fig. 2).

Quand le résonateur est *parfaitement accordé,*
on voit jaillir des dernières spires une gerbe d'*effluves* extrêmement puissants. Ceux-ci peuvent

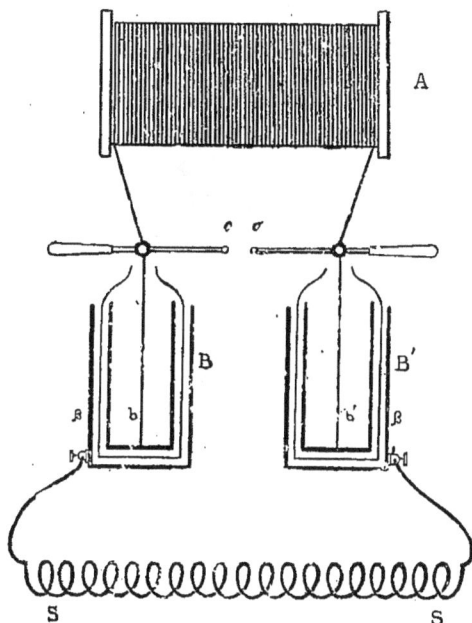

Fig. 1. — Dispositif de production des courants de haute
fréquence.

être dirigés sur une partie du corps à l'aide *d'élec-
trodes-balais.*

Si, de l'électrode-balai en fonctionnement, c'est-
à-dire fournissant de l'effluve, on approche progres-
sivement une capacité, un objet métallique par
exemple, ou une partie du corps comme la main,

on voit l'effluve se ramasser et, pour un certain écart, prendre la forme d'une *étincelle* mince, sinueuse, violacée. La longueur et la puissance de cette

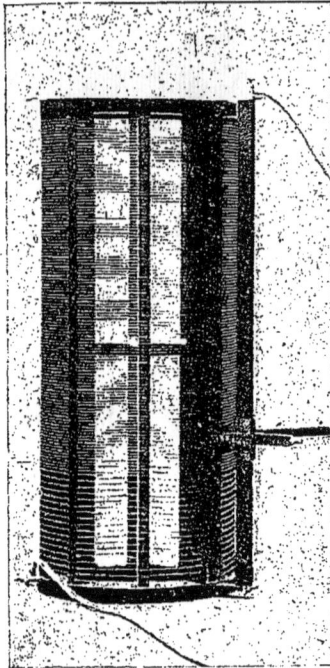

Fig. 2. — Résonateur d'Oudin.

étincelle sont commandées d'une part par l'intensité du courant de la source, d'autre part par le réglage du résonateur.

Quand le résonateur est réglé pour le maximum d'effet, il donne une étincelle qui, pour certains apparcils courahts, peut atteindre 25 centimètres.

Mais le résonateur peut être mal accordé et,

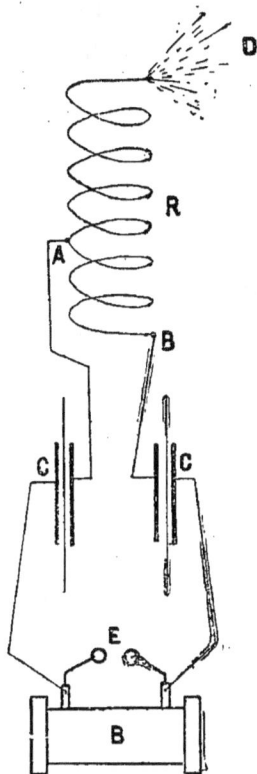

Fig. 3. — Dispositif d'accord du résonateur d'Oudin.

En A, une glissière, pouvant se déplacer sur les spires du résonateur permet de régler les capacités respectives du circuit d'excitation AB et du circuit de résonance AD, et de rechercher le point d'accord.

pour un certain réglage de mauvais accord, fournir une étincelle minima. On conçoit qu'entre l'étincelle minima et l'étincelle du meilleur accord, le réglage permette de passer par tous les intermédiaires et d'obtenir ainsi des étincelles de longueur croissante. Ajoutons immédiatement qu'entre électriciens on comprend généralement sous le nom de *petites étincelles* de résonance les étincelles de 1 millimètre à 10 millimètres de longueur environ, et sous le nom de *grandes étincelles*, celles dont la longueur dépasse 2 centimètres.

Cette division artificielle répond plutôt à des usages thérapeutiques particuliers qu'à des propriétés physiques différentes.

A la petite et à la grande étincelle de résonance nous devons cependant ajouter une troisième variété d'étincelle, qui, elle, se distingue à la fois par son mode de production, ses propriétés physiques et son emploi thérapeutique. Nous voulons parler de l'*étincelle de condensation*.

Lorsqu'on fait arriver les effluves d'un résonateur au-dessous d'une lame de verre, et que, de la face supérieure de la lame, on approche une capacité (corps métallique ou doigt), on voit l'effluve se transformer en une pluie de petites étincelles courtes ; extrêmement fines, d'une jolie couleur violacée, froides et fort peu douloureuses.

C'est cette propriété des diélectriques vis-à-vis de l'effluve qui a amené Oudin à construire son *électrode condensatrice*, électrode qui, reliée par son armature interne au résonateur, fournit sur la face

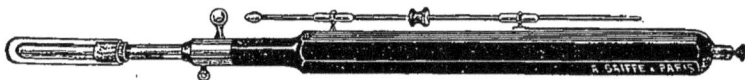

Fig. 4. — Électrode condensatrice d'Oudin
(modification Bisserié).

externe du manchon de verre qui l'engaine une pluie de fines étincelles (fig. 4).

Bref, le résonateur d'Oudin permet de recueillir trois variétés d'étincelles :

L'étincelle de condensation ;

La petite étincelle directe du résonateur ;

La grande étincelle directe du résonateur.

Étincelle électrique. — L'étincelle électrique est, au point de vue physique, un phénomène encore assez mal connu. Elle représente l'un des modes de décharge dans les gaz des corps électrisés.

Le courant électrique dans les gaz peut se manifester en effet sous trois formes différentes : l'*étincelle*, l'*aigrette*, les *lueurs*.

Les lueurs constituent la manifestation lumineuse de la décharge électrique dans les gaz raréfiés (tubes de Geissler, ampoule de Crookes). A la pression atmosphérique ou aux pressions voisines, la décharge se fait sous la forme d'aigrette ou d'étincelle.

Quelle que soit la source dont elle émane (bobine, résonateur, capacité), l'étincelle, à quelques particularités près, présente des caractères et des propriétés identiques.

Quand on rapproche deux corps soumis à une différence de potentiel de plusieurs milliers de volts, deux pointes métalliques par exemple, on voit, pour un écart donné, naître de chacune d'elles un pinceau lumineux qui s'en échappe avec un bruissement caractéristique : c'est l'aigrette.

L'air qui sépare les deux corps électrisés est, de par les forces électriques, soumis à un effort, à une tension, auquel sa qualité d'isolant, de diélectrique lui permet de résister. Mais cette résistance a une limite. Si, en effet, on rapproche les pointes d'où jaillit l'aigrette, il arrive un moment où la cohésion, ou, comme on dit communément, la *rigidité électrostatique* du milieu est brusquement rompue par les forces électriques. Le milieu cède, et cet effet se manifeste sous la forme d'un trait de feu s'accompagnant d'un bruit de tonalité particulière

(crépitement sec, claquement, etc.). C'est l'étincelle
électrique.

La longueur de la colonne d'air qui sépare les
extrémités des tiges, ou mieux leur écart au moment
où la décharge commence à prendre la forme de
l'étincelle, mesure ce qu'on appelle la *distance
explosive*.

La distance explosive est une grandeur électrique qui dépend de facteurs nombreux : la différence de potentiel des deux corps qu'elle sépare,
la forme de ces corps (pointes, boules), la nature du
milieu diélectrique, sa température et sa pression.

Le plus important d'entre eux est la différence de
potentiel. La distance explosive, ou, si l'on veut, la
longueur de l'étincelle est fonction de la différence
de potentiel.

Aux pressions inférieures à la pression atmosphérique, la distance explosive décroît avec la pression, mais jusqu'à une certaine limite seulement,
au-dessous de laquelle, du reste, la décharge cesse
de s'effectuer sous forme d'étincelle et où elle est
remplacée par des phénomènes de luminescence.

La forme de l'étincelle est variable. Les étincelles
courtes donnent en général l'impression d'un trait
de feu rectiligne. Les étincelles longues sont au

contraire fines et brillantes, en zig-zag. Quand leur
longueur approche de la distance explosive, elles
sont ramifiées, arborescentes. Ces irrégularités
dans la forme de la décharge proviennent des
différences de température et de pression que
présentent les couches d'air successives qu'elle
traverse.

La couleur de l'étincelle dans l'air est blanc
violacé.

A l'examen spectroscopique, on trouve toujours
les raies caractéristiques du gaz traversé (étincelle statique, étincelle de bobine), mais à celles-ci
s'ajoutent dans les étincelles chaudes des raies de
vapeurs métalliques, qui attestent la présence dans
l'étincelle de particules métalliques arrachées aux
électrodes et incandescentes. La quantité de vapeur
métallique est du reste en rapport avec la capacité.

La température de l'étincelle est toujours élevée
et en rapport avec l'intensité, le voltage et la durée
de la décharge. En haute fréquence, le voltage élevé
et la brièveté de la décharge laissent supposer une
température très considérable; ce n'est pas cependant à la haute température de l'étincelle qu'il faut
attribuer la lumière qu'elle émet, mais à des phénomènes de luminescence, comme ceux qui sont

réalisés dans les tubes à vide (tubes de Plücker).

L'étincelle électrique produit des effets *mécaniques, calorifiques, actiniques*.

Dans le premier groupe, rentre l'expérience classique du perce-verre.

Ses effets calorifiques lui permettent d'enflammer des liquides volatils, comme l'éther, comme les mélanges tonnants dans les moteurs à explosion. Les chimistes l'utilisent pour produire des combinaisons gazeuses (eudiomètre).

Ses effets actiniques résultent de l'émission de radiations ultra-violettes, qui, indépendamment de la propriété d'impressionner les plaques photographiques, possèdent la curieuse propriété d'ioniser l'air traversé par l'étincelle, ou, en d'autres termes, de rendre l'air conducteur. C'est ainsi qu'un électroscope, irradié par les rayons ultra-violets de l'étincelle, se décharge comme il le fait sous l'action du rayonnement du radium.

Ajoutons enfin que le passage d'une première étincelle rend conducteur l'air interposé entre les électrodes et facilite ainsi le passage des décharges suivantes.

Ces phénomènes s'expliquent aisément à la lumière de la *théorie ionique*. Les expériences de

ces dernières années ont montré que l'air contient
des centres électrisés appelés *ions*. A la pression
atmosphérique, l'air en contient fort peu, ce qui
lui donne sa qualité d'isolant relatif. Ionisé, l'air
au contraire devient bon conducteur. Or cette
ionisation peut être obtenue par les rayons ultra-
violets, les rayons X, les rayons du radium. Elle
peut être encore réalisée par le passage d'une
étincelle du fait de la projection d'ions repoussés
par les électrodes. C'est ce qui explique pourquoi
la première décharge ouvre la voie aux suivantes.

Quant à la première étincelle, elle exige l'ionisation de l'espace entre les électrodes. Or déjà,
dans l'effluve et l'aigrette les forces électriques
créent un double mouvement d'ions. De la cathode
les ions négatifs sont repoussés avec une vitesse
considérable, de même les ions positifs par l'a-
node (1). Il en résulte une série de chocs entre ions
et molécules qui met en liberté de nouveaux ions
Trowbridge).

La conductibilité de la colonne d'air entre les
électrodes est déjà assurée par le double mouve-

(1) Mais avec une vitesse moindre.

ment des ions; mais elle est puissamment favorisée par l'émission concomitante de vapeurs métalliques dans les étincelles chaudes, comme celles de la haute fréquence.

III. — ACTIONS PHYSIOLOGIQUES DE L'ÉTINCELLE.

L'étincelle électrique, dirigée sur les tissus, agit simultanément par ses effets *mécaniques, thermiques* et *électrolytiques*. Pour les étincelles de haute fréquence, ces derniers sont négligeables.

On connaît depuis longtemps les effets des étincelles de la machine statique et du résonateur. Appliquée sur la peau, l'étincelle produit à la fois une sensation de choc et de chaleur, l'un et l'autre variant avec les conditions de production de l'étincelle. La sensation de choc est d'autant plus intense que la tension est élevée, c'est-à-dire que l'étincelle est plus longue, le courant générateur restant le même bien entendu.

Le phénomène est en rapport avec la vitesse de projection des ions.

C'est au choc que sont dus les effets d'inhibition du système nerveux central dans les accidents dus à l'électricité atmosphérique comme aussi l'arrachement de certaines parties du corps (nez, oreilles).

C'est encore aux effets mécaniques de l'étincelle
qu'il y a lieu sans doute de rapporter l'excitation
du système neuro-musculaire. En électricité statique, ces phénomènes sont bien connus : ils sont
utilisés en thérapeutique neurologique, particulièrement dans le traitement des atrophies musculaires
et des paralysies motrices. La méthode date de
l'abbé Nollet, qui considérait la commotion produite par l'électricité statique comme « propre à
rappeler le mouvement et le sentiment chez les
paralytiques ».

L'étincelle de haute fréquence dirigée sur un
nerf ou un muscle, même à travers la peau,
détermine également des contractions dans le territoire étincelé. Celles-ci sont déjà violentes quand
on dirige sur un muscle l'étincelle de résonance;
elles le deviennent encore davantage quand le sujet
est préalablement relié à l'autre extrémité, impro-
prement appelée pôle, du résonateur (application
bipolaire).

Si les effets mécaniques sont d'autant plus
intenses que l'étincelle est longue, les effets thermiques sont d'autant plus puissants que l'étincelle est courte, l'énergie du courant producteur
restant la même. La *sensation de chaleur* est

d'autant plus profonde que l'étincelle est courte.

Répétée au même point, l'étincelle, quelle qu'elle soit, devient insupportable, et son application prolongée détermine à la longue une brûlure.

Au point frappé par l'étincelle, la peau s'anémie, prend une teinte blanc de craie et l'aspect de la peau ansérine ; puis, à cet état, fait place, après deux ou trois minutes, un érythème dû à la vaso-dilatation réactionnelle.

Durant toute la période de vaso-constriction, on note le plus souvent une diminution plus ou moins accusée de la sensibilité pouvant aller chez certains sujets jusqu'à l'analgésie complète. On peut ainsi prolonger sans douleur certaines applications limitées de l'étincelle fort pénibles au début.

Si l'on a frappé avec insistance au même point, il n'est pas rare de voir apparaître une petite phlyc-tène reposant sur une base infiltrée. Ultérieure-ment une tache de pigment brunâtre, très persis-tante, laisse reconnaître le point frappé.

Sur une plaie à nu, l'étincelle dirigée sur un même point produit au premier degré une escarrifi-cation superficielle ; prolongée, elle détermine une brûlure avec escarrification profonde. Promenée un certain temps à la surface de la plaie, elle provoque son asséchement et la coagulation de l'albumine du sang.

Les décharges atmosphériques produisent sur les téguments des brûlures d'une allure spéciale.

Ce sont tantôt des brûlures vraies plus ou moins profondes, tantôt, et plus souvent, des érythèmes en stries ou en bandes, parsemés çà et là de petites phlyctènes. Fréquemment la brûlure de la foudre dessine d'élégantes arborescences à la surface du tégument, rappelant les figures de Lichtenberg ou les étoiles de Verheyen.

L'étincelle électrique jouit encore de propriétés *chimiques* et *photo-chimiques* remarquables. Les couches d'air traversées par l'étincelle se chargent de vapeurs nitreuses, mais il n'est pas probable que celles-ci soient produites en assez grande abondance pour jouer un rôle actif, dans les effets que nous aurons à étudier. Leur rapide diffusion dans le milieu ambiant ne permet vraisemblablement pas de compter sur une action bactéricide.

Quant à l'action photo-chimique des radiations émises par l'étincelle, elle se révèle nettement sur la plaque photographique ; mais nous ignorons entièrement quelle est la part de l'ultra-violet dans les effets de l'étincelle sur l'organisme.

Ajoutons enfin que des expériences déjà anciennes d'Oudin ont montré que des particules métalliques arrachées aux électrodes pouvaient être transportées dans les téguments.

En employant des électrodes amalgamées et en examinant ensuite au microscope la peau frappée par l'étincelle, on trouve, enchâssées dans l'épiderme et même dans le derme où elles se creusent une véritable loge, des gouttelettes de mercure à l'état d'extrême division (1).

Les examens spectroscopiques de l'étincelle que nous avons entrepris avec Hemsalech nous ont montré que dans l'étincelle de résonance, le spectre des vapeurs métalliques n'est visible qu'au voisinage immédiat des électrodes. Il faut donc admettre, étant donnée la présence du métal dans les téguments, que celui-ci est projeté avec une vitesse considérable, mais qu'il ne reste qu'un temps relativement fort court aux températures élevées de l'incandescence (2).

(1) Oudin, Du transport des métaux par les courants alternatifs de haute fréquence (Soc. fr. d'électroth., 16 mars 1894).

(2) G. Hemsalech et A. Zimmern, Étincelles de résonateur. Aanlyse spectroscopique (C. R. de l'Acad. des sc., 22 mars 1909).

IV. — TRAITEMENT DU PETIT ÉPITHÉLIOMA CUTANÉ PAR L'ÉTINCELLE DE RÉSONANCE. — TECHNIQUE ET RÉSULTATS.

Le traitement des petits épithéliomas de la peau par l'étincelle de résonance n'est pas de la fulguration, puisque selon la définition qui en a été donnée, la fulguration est une méthode combinée, électro-chirurgicale.

Pour certains petits épithéliomas cutanés en effet, le curettage ou l'excision est à peine nécessaire, l'étincelle de résonance suffisant à amener la régression de la néoplasie. La méthode qui convient ici est celle dont Oudin signalait en 1897 l'efficacité dans les végétations vénériennes et le molluscum, et dont Ménard, Bordier et Lacaille publiaient, en 1904-1905, les premières observations.

La première condition pour que le néoplasme soit justiciable de cette méthode si simple, c'est que la tumeur ou l'ulcération soit limitée en surface et en profondeur. Des néoplasies étendues obli-

geraient en effet d'avoir recours à la fulguration. Une
seconde condition réside dans la difficulté pratique
que pourraient présenter, par le siège de la néoplasie, les applications radiothérapiques. Il est en
effet des régions assez difficiles à bien exposer aux
rayons X, les régions anfractueuses comme le sillon
naso-génien, l'angle de l'œil, etc.

Mais l'indication essentielle se déduit de nos
connaissances sur l'efficacité de la radiothérapie
sur les tumeurs malignes de la peau. Dans les
formes lobulées, les rayons X donnent rarement
de bons résultats, parfois même des aggravations;
par contre, ils jouissent d'une remarquable efficacité dans les formes tubulées. Il s'ensuit donc que,
dans les formes papillaires et le cancroïde, on a
tout à gagner à s'adresser à l'étincelle.

Loin de nous cependant la pensée de considérer
les petits *ulcus rodens* et les épithéliomas perlés
comme une contre-indication à la haute fréquence;
nous voulons établir simplement que, les résultats
thérapeutiques étant de part et d'autre assez encourageants, on pourra se laisser guider par ses
préférences.

Sans doute sera-t-on tenté, dans bien des cas,
de s'adresser d'emblée à l'étincelle, car, à ceux qui

ont eu l'occasion d'étudier comparativement les deux méthodes, l'expérience semble avoir appris que la haute fréquence est plus constante dans son action, plus rapide comme résultat immédiat et au moins aussi belle dans ses résultats éloignés. Au reste, comme le dit Oudin : « Nous suivons la marche de l'agent thérapeutique, nous en limitons ou prolongeons l'usage comme nous voulons, et proportionnellement à la profondeur des lésions, en un mot nous voyons ce que nous faisons. »

La technique de cette application est fort simple et ne nécessite aucune instrumentation spéciale. On peut, en effet, se servir comme électrode d'une tige métallique effilée quelconque, montée sur un manche isolant. La source de haute fréquence sera réglée au minimum de son rendement, c'est-à-dire que les tiges de l'éclateur seront assez rapprochées, pour ne produire qu'une étincelle oscillante de 3 à 5 millimètres environ. Le résonateur sera également réglé de manière à n'avoir qu'une étincelle courte, mais néanmoins bien fournie et chaude. Appliquant alors les doigts de la main gauche au voisinage de la tumeur, pour bien présenter celle-ci à l'étincelle, et tenant de la droite le manche isolant, l'index appuyé sur la part

métallique, on portera l'électrode active au
contact de la partie malade. De minuscules étincelles
éclatent alors, fort peu douloureuses, et qui déterminent après quelques secondes une légère anesthésie. Dès que celle-ci paraîtra suffisante, on reti-
rera la main gauche; les étincelles deviennent
alors plus vives, les tissus s'anémient, pâlissent;
on retire enfin l'index droit, de manière à ne plus
tenir que le manche isolant; la puissance de l'étincelle augmente encore, et l'on poursuit l'application jusqu'à ce qu'on juge l'action de l'étincelle
suffisante. L'opération terminée, les tissus traités
apparaissent avec une coloration variable, voisine
cependant du jaune ou du brun, suivant l'intensité
de l'application. Ils sont rapidement remplacés par
une escarre de teinte brunâtre, qui s'élimine au
bout de quelques jours et laisse apparaître une
surface rose, lisse, qui présente bientôt toutes les
apparences du tissu cicatriciel.

Il est à noter que de la tumeur s'élèvent parfois
une ou plusieurs portions saillantes qui, jouant
vis-à-vis de l'étincelle le rôle de paratonnerre,
protègent contre son action les parties voisines.
Il peut être utile, dans ce cas, d'exciser les saillies
gênantes. D'autres fois, l'étincelle, au lieu de cribler

toute la surface malade, glisse à la surface de
l'épiderme, ne frappant que le pourtour du néoplasme. On évite facilement ce dernier inconvénient par l'application préalable d'un petit pansement humide.

L'intervention s'accompagne exceptionnellement
d'écoulement sanguin. Mais il est fréquent, au
contraire, de voir la région traitée jeter pendant
quelques heures ou quelques jours un peu de
sérosité.

Si l'opération n'a pas été tout à fait complète, on
peut être amené, au bout de deux ou trois semaines,
à quelques légères retouches, mais la récidive
locale vraie ne paraît guère avoir été signalée.

Si cette méthode a été considérée par beaucoup
d'auteurs comme le traitement de choix des petits
épithéliomas cutanés, c'est, indépendamment de
sa commodité d'application, en raison de la rapidité de la guérison et de la qualité de la cicatrice
qui l'emporte au point de vue esthétique sur celles
qui succèdent à la destruction par les caustiques
chimiques ou le thermocautère.

Malheureusement, on n'a pas jusqu'à présent
étudié anatomiquement la régression de ces néoplasies sous l'influence de l'étincelle, et nous

ignorons si elle dépend d'une destruction directe de la cellule néoplasique, d'une réaction des tissus sains voisins, ou encore d'un effet combiné de ces deux processus.

De toute façon, comme le fait remarquer Oudin, la chaleur de l'étincelle agissant comme un caustique thermique n'est certainement pas le seul facteur de la guérison. La chaleur d'une étincelle ou d'une série d'étincelles est en effet trop faible pour pouvoir se disperser bien loin, et, malgré cela, on voit toute la surface d'un épithélioma s'escarrifier et se détruire, alors que certainement il est impossible que les étincelles aient touché tous les points de sa surface.

V. — L'INSTRUMENTATION DE LA FULGURATION.

La fulguration exige, au point de vue instrumental, une source de haute fréquence assez puissante, un résonateur d'Oudin et des électrodes d'application.

Nous avons ci-dessus déjà énuméré les appareils nécessaires à la production de l'étincelle de résonance, à savoir : une bobine d'induction et un condensateur que chargera le courant de cette dernière, et qui se déchargera dans les spires inférieures d'un résonateur.

Il existe actuellement des dispositifs transportables complets alimentés par des accumulateurs ou le courant des secteurs et qui peuvent être montés en quelques minutes à côté d'une table d'opération.

L'électrode de fulguration sera reliée à l'extrémité supérieure du résonateur à l'aide d'un spiro-conducteur, très pratique dans la circonstance, car le fil, toujours tendu, ne traîne pas

sur le malade ou les assistants, et l'on évite ainsi le
départ d'étincelles parasites.

On possède actuellement divers types d'électrodes, qui rappellent de plus ou moins loin le
modèle primitif de de Keating-Hart.

L'électrode de de Keating-Hart (fig. 5) est consti-

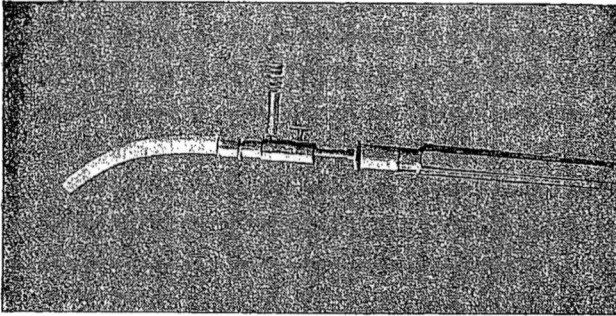

Fig. 5. — Électrode de fulguration (modèle de Keating-Hart).

tuée par un tube en ébonite, substance diélectrique,
à l'intérieur duquel glisse un mandrin métallique
de même longueur, dont on peut régler à volonté
la pénétration, et dont l'extrémité supérieure munie
d'une graduation en centimètres, permet de con-
naître à chaque instant la longueur de l'étincelle
employée. L'instrument porte en outre un ajutage
pour l'insertion du tube à air. Pour répondre aux
besoins variés de la pratique, de Keating-Hart a fait

établir une série de types différant par leur longueur ou la forme de leur extrémité inférieure :
électrodes à bout droit, à extrémité recourbée,
effilée, etc.

L'instrument est tenu à pleine main par l'intermédiaire d'un manchon de caoutchouc.

Cette électrode présente trois graves inconvénients. C'est d'abord la matière éminemment inflam-
mable qui la constitue et qui fait que, lorsque
sa lumière vient à être obstruée par des coagula, elle s'enflamme facilement au contact de
l'étincelle. D'autre part, le conducteur central se
décharge continuellement au travers du manchon
isolant dans la capacité que constituent la main et
le corps du fulgurateur. Cette décharge s'effectue
sous forme d'aigrettes et d'étincelles fort pénibles
à supporter. Enfin la constitution de cette électrode
en rend la stérilisation difficile.

C'est pour parer à ces inconvénients que les
constructeurs ont imaginé des électrodes dont la
poignée se trouve assez éloignée du point d'accès
du courant pour protéger la main contre les
décharges, et dont l'extrémité inférieure en porcelaine, d'une stérilisation facile par conséquent,
ne risque pas de fondre ou de s'enflammer.

L'électrode de Dröll (fig. 6) est construite sur ce principe. Ses embouts de porcelaine sont de forme droite ou coudée.

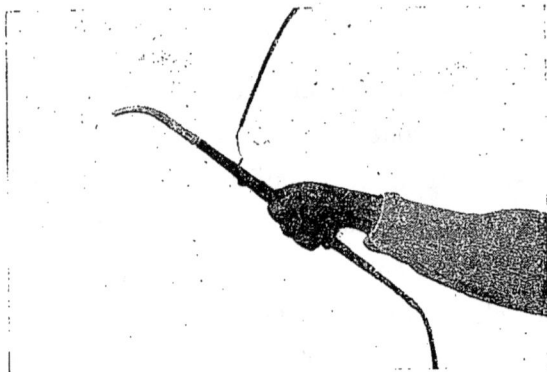

Fig. 6. — Électrode de fulguration (modèle Dröll).

L'électrode de Bergonié est toute en porcelaine et porte un manche perpendiculaire mobile.

Nous avons nous-même, avec Oudin, fait construire une électrode dont la gaine isolante est en quartzite, substance vitrifiée pouvant résister sans inconvénient à des différences de température énormes.

La gaine de notre électrode peut être chauffée au rouge et plongée dans de l'eau froide sans se briser, de là une grande facilité de stérilisation. De là aussi la possibilité de faire sans soufflerie une opération même longue, en refroidissant de temps en temps l'électrode par immersion dans de l'eau stérilisée.

Les tiges métalliques sont interchangeables ; nous en avons essayé en cuivre, en zinc, en zinc amalgamé, en argent.

La longueur de l'étincelle est réglable au moyen

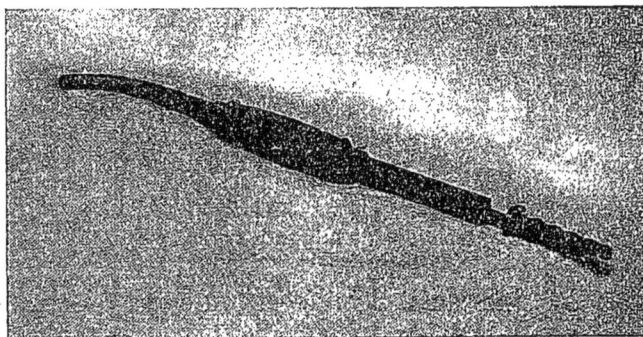

Fig. 7. — Électrode de fulguration (modèle Oudin-Zimmern).

d'une glissière divisée en centimètres qui enfonce plus ou moins la tige métallique dans l'embout de quartzite (fig. 7).

Toutes ces électrodes présentent une particularité commune, c'est qu'elles sont susceptibles d'être parcourues par un courant d'air ou d'acide carbonique, destiné à renouveler constamment la couche gazeuse qui engaine l'étincelle.

La source gazeuse peut être une pompe fou-
lante mue électriquement ou une trompe à eau,
envoyant de l'air dans un stérilisateur (1), ou
mieux encore un obus d'air comprimé ou d'acide
carbonique qu'on trouve tout chargé dans le
commerce.

A défaut de stérilisateur, on peut tamiser le courant d'air sur du coton hydrophile convenablement
tassé. Il est indispensable également de stériliser
avant l'opération le tube de caoutchouc destiné à
amener le gaz à l'électrode.

Il est de règle de n'employer pour la fulguration
que des tables d'opération en bois. Avec des tables
métalliques, on risquerait, au cours de fulgurations
longues, la production entre la peau du malade
et le métal de petites étincelles qui, éclatant constamment au même point, finiraient par y amener
une brûlure.

La décharge qui se produit ainsi entre la capacité constituée par le malade et toutes les capacités
voisines fait que les aides et le chloroformisateur
peuvent, au cours de l'opération, être incommodés
par de petites étincelles, fort désagréables pour

(1) Le stérilisateur de Gaiffe porte l'air à 200°, et celui-ci est
ensuite refroidi à 15° par son passage dans un serpentin.

ceux qui n'y sont pas accoutumés. On peut parer
à cet inconvénient de deux manières, soit en recom-
mandant aux assistants d'appuyer franchement la
main sur les téguments du malade, pour faire en
quelque sorte électriquement corps avec lui ou, si
cela est impossible, en mettant le malade « à la
terre » par l'intermédiaire d'une large électrode
humide reliée par un fil à une conduite d'eau ou
de gaz (Bergonié).

Cette manière de faire augmente d'ailleurs la
puissance de l'étincelle.

Réglage des appareils et courant d'air. —
Le médecin électricien qui pratique la fulguration
ne peut guère se passer d'un aide chargé du réglage
des appareils.

Sans doute pourrait-il, grâce à une pédale inter-
ruptrice, ouvrir ou fermer le courant pour lancer
ou suspendre à volonté l'étincelle ; mais le réglage
continuel du primaire, de l'éclateur, de l'interrupteur, du résonateur, nécessitent des manœuvres
dont il ne doit pas avoir à se préoccuper. Les
règles de l'asepsie lui imposent du reste de ne toucher que des objets stérilisés, et, d'autre part,
son attention ne saurait être un seul instant
détournée de la région opératoire.

La grosseur des étincelles varie avec la source, le coefficient de transformation de la bobine et la capacité dont on dispose. Leur longueur est fonction de la longueur de l'étincelle oscillante et du réglage du résonateur; leur fréquence, c'est-à-dire le nombre d'étincelles par seconde, est égal au nombre d'interruptions données par l'interrupteur. Il y a donc là toute une série de variables, qui exigent de la part du fulgurateur une parfaite connaissance de son instrumentation pour en obtenir le rendement qu'il désire.

Au cours de l'opération, il lui appartiendra de faire effectuer à son aide telle ou telle manœuvre que commanderont les circonstances de la fulguration. A l'assistant appartiendra également la surveillance du courant d'air, dans les cas où on devra recourir au dispositif de réfrigération.

L'adjonction d'une soufflerie à l'instrumentation déjà compliquée, nécessaire à la production de l'étincelle, est la conséquence d'un double inconvénient signalé dès le début par de Keating-Hart : l'obturation de l'électrode par des coagula au cours de la fulguration, conduisant à l'inflammation de l'instrument, et l'échauffement de la colonne d'air engainant l'étincelle, susceptible

de produire par son contact avec les tissus une cau-
térisation thermique.

La protection de l'instrument est toutefois à peu
près inutile quand on emploie des embouts en
porcelaine ou en quartzite et qu'on a soin de tenir
l'extrémité de l'instrument à quelque distance des
tissus. Quant à la colonne d'air, elle ne s'échauffe
guère d'une manière notable que lorsqu'on fulgure au fond d'une cavité.

On a prétendu, il est vrai, que le courant d'air
avait pour but de refroidir l'étincelle.

De fait, le courant d'air n'est pas susceptible
d'abaisser d'une quantité appréciable la température de l'étincelle. L'action caustique destructive
sur les tissus n'est du reste pas moins due à la
température élevée de l'étincelle qu'à la dégrada-
tion de l'énergie cinétique des ions projetés à la
surface des tissus.

Au point d'impact, le tissu vivant, du fait de la
chaleur de l'étincelle comme aussi de son bombar-
dement par les ions projetés, se trouve porté à une
très haute température, et cela d'autant plus aisément que sa mauvaise conductibilité localise étroi-
tement l'action thermique en ce point.

Si le soufflage de l'étincelle offre ici quelque

utilité, c'est en éparpillant les ions à la surface des
tissus, ce qui amoindrit l'action thermique par
unité de surface. On voit en effet, en projetant
une étincelle sur une plaque photographique, que
l'étincelle soufflée est plus éparpillée, plus étalée
que celle qui ne l'est pas.

Mais, pratiquement, de deux choses l'une : ou
l'on se sert de l'étincelle pour exciter le tissu sain
et alors, en la promenant à la surface de la plaie,
on réduit suffisamment l'action calorifique aux
points frappés; le courant d'air devient alors su-
perflu. Ou bien on se propose d'agir localement sur
un point pour y amener une destruction de tissu ;
en ce cas, le soufflage ne peut qu'amoindrir l'effet
thermique et de choc au point d'impact et retarder
la destruction.

Bref, l'usage de la soufflerie nous paraît devoir
être réservé exclusivement aux interventions dans
des cavités étroites et profondes, la cavité utérine
notamment.

VI. — L'OPÉRATION.

Le malade étant chloroformisé (l'éther et le chlorure d'éthyle en raison de leur inflammabilité étant proscrits), l'opération comporte deux temps : un temps chirurgical, l'*exérèse*, et un temps électrique, la *fulguration proprement dite*.

Il y a quelques mois à peine de Keating-Hart insistait beaucoup sur un premier temps électrique, temps d'étincelage préparatoire, destiné d'une part à ramollir le tissu néoplasique et à faciliter aussi la rencontre du « plan de clivage » séparant le tissu pathologique du tissu sain, et, d'autre part, à réaliser une vaso-constriction apte à prévenir l'hémorragie de l'exérèse consécutive.

Mais ce temps préliminaire ne doit plus être considéré que comme un reliquat de la méthode de Keating-Hart première manière : fulguration suivie de curettage. Actuellement nous ne lui reconnaissons que des inconvénients, dont le principal est la perte de temps qu'il occasionne, au début d'une intervention toujours longue, et cela

pour une délimitation que la vue et le toucher
d'un chirurgien exercé établiront toujours avec
plus de sûreté et de promptitude (1).

Le temps chirurgical consiste dans l'exérèse.
Celle-ci sera faite, suivant les cas, au bistouri ou à
la curette. On n'enlèvera la tumeur par morcelle-
ment que lorsque l'extirpation en un seul bloc se
trouvera irréalisable.

L'exérèse comprend évidemment le curage des
parties sphacélées, l'excision d'apophyses saillantes, en un mot le nivellement convenable de
la plaie.

En 1908, de Keating-Hart s'exprimait ainsi :

« Traiter chirurgicalement comme de simples
tumeurs bénignes les néoplasmes malins, c'est à-
dire n'enlever que les masses indurées ou végé-

_____

(1) Juge cependant, loin de renoncer à l'étincelage préliminaire, lui accorde une importance prépondérante et le pratique
systématiquement, mais nullement dans le but de faciliter
l'énucléation de la tumeur ou l'hémostase, faits qu'il considère
comme illusoires ou dépourvus de tout avantage. Prolongeant
l'action électrique, au delà de la phase d'ischémie, il ne l'arrête
qu'après avoir réalisé une congestion intense de la région,
première manifestation, selon lui, du processus réactionnel de
l'organisme, que la fulguration a pour objet de stimuler. Il
admet même que la franchise de cette congestion permet de
préjuger dans une certaine mesure, des réactions conjonctives
ultérieures.

tantes, les lésions *macroscopiques* peut-on dire, en suivant *au plus près* leur contour au bistouri, à la curette ou aux ciseaux, voilà aujourd'hui ce que je réclame des chirurgiens qui opèrent avec moi. »

C'est là une tendance relativement conservatrice qui reflète encore les premières étapes de la méthode. Aujourd'hui cependant l'ablation complète des lésions macroscopiques est devenue pour l'auteur de la méthode le *minimum* nécessaire de l'acte chirurgical.

C'est dire que de Keating-Hart a reconnu lui-même que son ancienne chirurgie, qu'il qualifiait lui-même d'insuffisante, en ne considérant que le point de vue exclusivement chirurgical, laissait à désirer.

« On nous a montré beaucoup de malades, écrit Lucas-Championnière. Les uns ont été opérés tout près de la lésion cancéreuse. Les autres ont été opérés même en pleine lésion cancéreuse. Au moins pour le présent, ces sujets sont guéris, et ils ne semblent avoir aucune tendance actuelle à la reproduction du mal. Cependant, s'ils avaient été opérés par un procédé sanglant ordinaire sans complément de fulguration, il est évident qu'ils seraient déjà actuellement en état de récidive (1). »

Malgré cette appréciation optimiste, nous nous refusons à concéder à la fulguration les cas qui ne donneraient pas au préalable la garantie de l'exérèse large.

Nous avons tout lieu de croire, en effet, que des noyaux néoplasiques peuvent recevoir de l'étincelle une fâcheuse incitation. Nos expériences sur les adénomes de souris avec Oudin et Baretta, sur des tumeurs de chiens avec Oudin et Menetrier, nous ont montré des cellules néoplasiques en état de mitose, et, chez l'homme, nous avons plusieurs fois surpris, à la suite des fulgurations faites dans des conditions d'exérèse incomplète, une accélération insolite de l'évolution néoplasique.

Czerny, de même, se basant sur des observations analogues, n'hésite pas à proscrire la fulguration dans le cancer du sein toutes les fois qu'on ne saurait compter sur une extirpation totale. La fulguration dans les néoplasmes du sein inopérables précipiterait la marche de l'affection.

D'une manière générale, l'exérèse large permettra la fulguration, l'exérèse incomplète l'interdira.

(1) Lucas-Championnière, *Assoc. franç. pour l'étude du cancer*, mars 1909.

C'est vraisemblablement à l'application de ce principe que Desplats (de Lille) est redevable des
heureux résultats qu'il a publiés (1).

Il en est de même des ganglions, et, bien que
l'on ait signalé leur rétrocession après éradication
et fulguration de la tumeur principale, leur extirpation s'impose sans hésitation.

L'exérèse terminée, le chirurgien passe la main
à l'électricien. Celui-ci prend en main l'électrode,
la règle pour la longueur d'étincelle voulue (3 à
7 centimètres suivant les cas) et commande à
son aide le départ du courant.

Il dirige alors le bec de l'instrument vers les
parties à fulgurer et projette successivement sur
chaque point le flux d'étincelles qui s'en échappe.

Il se gardera toutefois de toucher à la plaie,
sauf pour éponger les surfaces cruentées au-devant
de l'étincelle.

La vigueur de l'étincelle, la durée de l'acte électrique sont des variables qui dépendent du but que
l'on se propose, de l'étendue de la plaie sur laquelle
on opère. En général cependant, et si l'on n'a en

(1) DESPLATS, Contribution à l'étude du traitement du cancer
par la fulguration (*Arch. d'élect. médicale*, 10 nov. 1908).

vue que la stimulation des tissus sains, on se
contentera d'un flux d'intensité modérée, et l'on
déplacera l'électrode à la surface de la plaie d'une
manière continue, dans le but d'éviter la brûlure
ou la stupéfaction des tissus.

Peut-être même l'effluvation suffirait-elle le plus
souvent à amener les effets d'excitation recherchés.

Intense et prolongée, la fulguration amène forcément sur certains tissus la production d'une
escarre. Aussi faut-il user de prudence vis-à-vis de
certains organes où la production d'une escarre et
sa chute consécutive pourraient engendrer des
accidents irréparables (vaisseaux, péritoine, etc.).
La diminution d'intensité et la réduction du temps
dans certaines limites s'imposent par exemple dans
les interventions au voisinage du paquet vasculo-
nerveux du cou ou de l'aisselle.

Quand on est amené à promener l'étincelle près
de vaisseaux importants, on peut protéger ces derniers contre l'étincelle puissante par des écarteurs
métalliques à surface assez large. Si l'on est appelé
à faire agir l'étincelle au fond de cavités profondes
comme l'utérus, il est important de réaliser un
écartement convenable par des pinces, ou une
dilatation suffisante pour éviter autant que pos-

sible d'agir à l'aveugle. Contrôler par la vue l'action de l'étincelle est un principe dont on ne saurait qu'exceptionnellement se départir.

Le contact de l'étincelle avec les troncs nerveux réalise sur ceux-ci les effets habituels des décharges électriques. L'excitation des nerfs moteurs amène des mouvements brusques, de véritables soubresauts dans leur territoire de distribution. Quand on fulgure dans l'aisselle, le membre supérieur est animé de mouvements tels que l'aide qui surveille le pouls reçoit des heurts du membre secoué.

On a signalé les dangers de la fulguration du pneumogastrique dans les interventions sur le cou, mais il est possible qu'on s'en soit exagéré les conséquences, car, avec Lermoyez, nous n'avons pas réussi, sur le pneumogastrique du chien mis à nu, à arrêter le cœur. Nous avons constaté simplement une augmentation de la fréquence du pouls; ce phénomène cesse d'ailleurs dès qu'on suspend la fulguration. On sait, du reste, que le pneumogastrique et le sympathique peuvent être inhibés pour un certain temps par les courants de haut voltage, mais qu'ils reprennent rapidement leur excitabilité.

La projection d'étincelles sur la paroi thoracique mise à nu donne parfois lieu à des alertes, notamment lorsqu'on côtoie le trajet du phrénique ou les insertions du diaphragme. Les inspirations deviennent alors souvent plus profondes, fait qui a été vérifié par Arndt et Laqueur dans leurs expériences sur le chien. Le rythme se ralentit et, de-ci, de-là, apparaissent des inspirations spasmodiques. En même temps le pouls devient petit et s'accélère.

Il est bon d'être prévenu de ces faits, tant au point de vue de la marche de l'anesthésie que de la conduite de la fulguration qu'il est prudent, en cas d'incidents de ce genre, d'interrompre quelques instants.

Ajoutons que de Keating-Hart et Élie Faure ont observé la mydriase au cours de la fulguration de l'aisselle. Le fait est sans doute en rapport avec les communications sympathiques du plexus brachial et à opposer au myosis qu'on observe dans les paralysies radiculaires de ce plexus.

Existe-t-il un critérium permettant de déterminer la fin de la fulguration ?

De Keating-Hart a donné à ce point de vue quelques points de repère basés sur la vue et le

toucher. Il y aurait lieu ainsi d'arrêter l'acte
électrique lorsque les muscles auront pris un
aspect sec, une coloration jambon fumé, que les
os auront acquis une teinte jaune mat, qu'ils
paraîtront dépolis et couverts d'une fine marbrure
de couleur brunâtre, que le tissu cellulo-graisseux
apparaîtra tacheté de points ou de stries marron.
Cette coloration brunâtre, qui modifie l'aspect des
tissus, est due à une transformation de l'hémo-
globine par l'étincelle et provient de la fulguration
des globules rouges fragmentés et adhérents à la
surface de la plaie.

Ces indices ne nous paraissent avoir toutefois
qu'une valeur relative et marquer plutôt un
maximum qu'il convient de ne pas dépasser. Il
semble qu'on puisse, en général, limiter l'acte
électrique à l'apparition des *effets hémostatiques*
de l'étincelle.

Laissant de côté l'hémorragie issue de petits
vaisseaux qu'il appartient au chirurgien de lier ou
de tordre, l'électricien n'a à se préoccuper que de
l'hémorragie en nappe.

Il n'est pas douteux que l'étincelle possède un
pouvoir vaso-constricteur énergique, mais cette
propriété à elle seule serait incapable d'assurer

l'hémostase définitive, si l'action thermique de
l'étincelle n'amenait pas la coagulation de la
fibrine, et le choc, la rupture des éléments figurés.
Grâce à cette double action, se produit à la lumière
des petits vaisseaux un petit thrombus propre à
l'hémostase immédiate, et celle-ci est sans doute
rendue définitive par des coagulations secondaires
dues à l'irritation des parois vasculaires.

L'acte électrique terminé, deux cas se présentent :
ou bien la réunion des lèvres de la plaie est possible,
ou, du fait de l'exérèse et du délabrement, elle
est irréalisable. Les interventions sur la face notamment occasionnent fréquemment une perte de
substance trop considérable pour permettre la
réunion. Il n'y a du reste bien souvent aucun
avantage à la rechercher, la reconstitution à
l'image d'une intervention autoplastique étant
précisément le bénéfice le plus apparent de la
méthode. On pourra cependant dans bien des cas
tenter un rapprochement des lèvres de la plaie avec
quelques ponts de crins ou de fils d'argent.

Il serait sans intérêt de rapporter ici les discus-
sions qui ont été soulevées au sujet de la réunion
immédiate dans les opérations sur le sein suivies
de fulguration. Nous considérons comme actuel-

lement bien établi que, moyennant un large drainage, il n'y a nul danger à réunir.

Suites opératoires. — Elles méritent d'être décrites avec quelque détail.

Nous laisserons de côté l'effet du choc qui est rare, et dont parfois l'acte électrique n'a pas à supporter à lui seul la responsabilité, car il s'agit souvent d'actes chirurgicaux considérables et chez des sujets déjà plus ou moins épuisés.

Au réveil, le malade accuse presque toujours la *disparition ou tout au moins la diminution des phénomènes douloureux*, souvent suivie d'un retour du sommeil et de l'appétit. Le fait est à retenir, car on le retrouve d'une manière assez constante comme résultat initial dans un grand nombre d'applications locales de la haute fréquence.

Dans les premières vingt-quatre heures, quelquefois plus tard, parfois au bout de huit jours seulement, apparait un écoulement séreux ou gélatiniforme, citrin ou jaune rougeâtre, parfois même franchement sanguinolent, et dont l'abondance dans certains cas est tout à fait extraordinaire. On lui a donné le nom de *lymphorrhée*.

Rarement nulle, la lymphorrhée est d'ordinaire moyennement abondante, c'est-à-dire qu'elle macule franchement le pansement ; mais il est des cas où la quantité épanchée est telle qu'en quelques heures la literie se trouve traversée. Ces lymphorrhées abondantes s'observent surtout après une fulguration prolongée sur des régions riches en lymphatiques, et chez des sujets à tissu cellulo-graisseux très développé. Les grandes lymphorrhées, les grandes « chasses de lymphe », suivant l'expression de Juge, se rencontrent surtout après les interventions sur le sein, sur la face.

Peu à peu la sérosité devient plus épaisse, plus facilement coagulable, et le coagulum vient même parfois obstruer la lumière des drains ; de là la nécessité de renouveler fréquemment le pansement et de nettoyer les drains.

Cet écoulement se poursuit pendant plusieurs jours, ou plusieurs semaines, souvent avec des rémissions de vingt-quatre à quarante-huit heures. A la longue, il change de caractère, s'épaissit, et assez souvent sur les bourgeons charnus apparaît une mince nappe d'aspect séro-purulent. D'autres fois, après l'arrêt de la lymphorrhée, la plaie reste simplement humide.

L'analyse chimique de la lymphorrhée lui a fait reconnaître la composition du sérum sanguin et l'examen cytologique y révèle d'ordinaire la présence d'hématies plus ou moins altérées et une proportion plus ou moins considérable de polynucléaires.

D'après de Keating-Hart, l'apport de ces cellules sur le champ de bataille représenterait un processus phagocytaire à l'encontre des éléments néoplasiques. Mais rien jusqu'à présent n'a permis d'attribuer à la lymphorrhée des propriétés cytolytiques. Il en est de même d'une prétendue action toxique affirmée à la légère et qui ne paraît pas avoir été jamais vérifiée.

Une escarre grisâtre plus ou moins étendue se montre parfois dans les régions qui ont été longuement fulgurées. Elle manque rarement après la fulguration, même modérée, des tranches musculaires de la langue.

Finalement apparaît en placards plus ou moins réguliers une sorte de parterre de fins *bourgeons charnus*, à croissance rapide. Leur consistance est élastique, leur couleur rosée, teinte de fraise. Leur développement tend à niveler la cavité d'où ils émergent, de telle sorte que de vastes cratères peuvent être comblés d'une manière inattendue.

En même temps, à la surface, les parties périphériques de la plaie s'épidermisent. Le liséré cicatriciel se resserre, le centre de la plaie s'obture et la perte de substance se trouve en fin de compte remplacée par une *cicatrice* d'aspect esthétique remarquable et qui aura mis bien moins de temps à se former que si on avait laissé la plaie béante, abandonnée aux seules forces cicatrisantes de la nature.

Jamais irrégulière ou parsemée de bandes saillantes ou chéloïdiennes, elle présente au contraire une souplesse et une coloration qui la distinguent à peine du tissu voisin. Assez souvent le tissu sous-cutané subit l'organisation fibreuse, et l'on sent la peau glisser sur un plan résistant. La coulée conjonctive ainsi produite peut être assez exubérante pour combler entièrement des cavités naturelles ou produites par des exérèses profondes. C'est ainsi que l'évidement de la cavité orbitaire a pu être suivi d'un envahissement presque total par du tissu fibreux (Juge).

Ce processus, qui se traduit parfois par une véritable fougue de la cicatrisation comme le dit Juge, s'exercerait même à distance, et notamment dans les territoires ganglionnaires non touchés par l'étincelle.

Les ganglions subiraient fréquemment la dégénérescence fibreuse, et leur masse pourrait être emprisonnée dans du tissu conjonctif compact. D'autres fois on assiste à une véritable fonte purulente de leur parenchyme, qui oblige à l'évacuation et au drainage.

La fulguration, même sous condition d'exérèse large, ne met pas sûrement à l'abri des récidives. Il est cependant indéniable que, dans quelques cas, celles-ci présentent une allure spéciale. Au niveau du sein, de la face, au pourtour du rectum, elles se montrent en effet parfois sous forme de petits nodules enchâssés dans le derme, ou encerclés dans la profondeur, et la lenteur de leur développement a pu être mise en opposition avec l'envahissement sous forme d'infiltration diffuse que l'on observe assez souvent après l'exérèse simple.

Ces récidives peuvent évidemment être combattues par de petites fulgurations itératives, et de Keating-Hart et Desplats ont poursuivi ainsi de petits nodules jusqu'à cinq ou six fois.

Il y a cependant pour nous une autre indication qui commande de revenir à l'étincelle. L'activité du travail cicatriciel s'épuise en effet chez certains sujets après quelques semaines, et dans ces conditions il peut y avoir intérêt à tenter d'en provoquer le réveil par de nouvelles applications.

VII. — LE MODE D'ACTION
DE LA FULGURATION

L'étincelle électrique détruit-elle le tissu néoplasique ?

Ses propriétés physiques renferment évidemment tout ce qu'il faut pour désorganiser le tissu vivant : ses effets mécaniques disruptifs, ses effets thermiques donnent forcément à supposer une action directe sur la cellule épithéliale.

Mais, en fait, cette action destructive paraît plus difficile à obtenir qu'on ne pourrait le croire et, dans la pratique habituelle de la fulguration, semble même faire presque entièrement défaut.

L'électrophysiologie, depuis longtemps déjà, interroge l'action de l'étincelle sur la *cellule vivante*. Mais l'expérimentation a donné des résultats contradictoires.

Freund (de Vienne) a pu, *in vitro*, détruire des cultures microbiennes variées, mais seulement après des applications prolongées (1).

(1) FREUND, Die electr. Funkenbelhandlung der Karzinome. Stuttgart, 1908.

D'après Wasielewsky et Hirschfeld, l'étincelle
ne ferait que retarder le développement des
colonies microbiennes (1). Pour Oudin et Doumer,
l'action de l'étincelle sur les microorganismes *in
vitro* est nulle (2).

Il résulte de ces premières expériences que
l'action bactéricide directe de l'étincelle, au sein
de plaies fulgurées, est fort douteuse.

Néanmoins, il est probable que les tissus ful
gurés deviennent pour la flore microbienne un
terrain de culture peu favorable. L'apport considérable de polynucléaires dans les territoires
frappés par l'étincelle rend du reste cette hypothèse assez vraisemblable. L'effluve, par contre,
jouit directement de propriétés antiseptiques
liées à l'action puissamment oxydante de l'o-
zone.

Coignet et Gailleton (de Lyon), en 1896 déjà, ont
montré en effet que des chancres mous se trans-
formaient rapidement, sous l'influence de l'effluve,
en ulcérations simples et que l'inoculation positive

(1) Wasielewsky et Hirschfeld, *Munch. med. Wochenschr.*,
15 sept. 1908.

(2) Oudin et Doumer, Propriétés phys. et thérap. des courants
de haute fréquence (*Ann. d'électrobiologie*, 1900, p. 507).

avant l'application devenait négative après une
ou deux séances (1).

Wasielewsky et Hirschfeld ne sont pas parvenus
à détruire intégralement des colonies d'amibes. On
s'explique en effet facilement que, malgré une action
intensive, un petit nombre de cellules puissent
échapper à l'étincelle et conserver leur aptitude à
reconstituer de nouvelles colonies. Quant aux
cellules frappées à mort, leur destruction s'opère
par une sorte de processus de déshydratation,
de plasmolyse, semblable à celui qu'a décrit
Kiribuchi dans les cellules de la couche épithéliale du cristallin chez les lapins, dont il sou-
mettait le globe oculaire à l'action des étincelles en
vue de reproduire expérimentalement la cataracte
des foudroyés.

De son côté, Freund a réalisé des altérations analogues. Il a vu se vacuoliser par places les cellules de l'endothélium artériel au sein des tissus
soumis à l'étincelle. Toutefois dans nos recherches
faites avec Oudin et Basetta sur le cancer de la souris, nous n'avons pas rencontré de modifications
de cet ordre.

(1) GAILLETON et COIGNET, C. R. Acad. des sciences, 1896.

Czerny a fait observer avec juste raison que la destruction complète du tissu épithélial par l'étincelle était impossible. L'étincelle, en effet, ne saurait exercer ses effets destructeurs qu'à une très faible profondeur. En surface également, son action se trouve forcément limitée, les points saillants, par l'attraction qu'ils produisent, protégeant les parties situées dans leur voisinage immédiat. Quel que soit, par conséquent, le soin qu'on mette à faire agir l'étincelle en tous points, il reste nécessairement des portions qu'elle respecte, en sorte que l'on ne saurait compter sur elle pour achever l'œuvre destructive commencée par le bistouri (1).

Bien plus, Czerny se déclare convaincu que les cellules épargnées par l'étincelle reçoivent de celle-ci une incitation qui les pousse à proliférer plus activement (2). Et, de fait, nous avons plusieurs fois trouvé sur la souris cancéreuse des cellules néoplasiques manifestement en état de mitose.

Bergonié et Tribondeau (3) ont fait agir l'étincelle sur différents organes, la peau, le foie et le

(1) HOFFMANN, *Munch. med. Wochenschr.*, 6 oct. 1908.

(2) CZERNY, *C. R. du Congrès allem. de chirurgie*, 14-17 avril 1909.

(3) BERGONIÉ et TRIBONDEAU, *Soc. de biologie*, nov., déc. 1908 et janv. 1909.

rein du lapin. Ils ont vu que, lorsqu'il y avait destruction, celle-ci n'intéressait guère qu'une couche
de 2 à 3 millimètres d'épaisseur au maximum, et
qu'aux points longuement frappés apparaissait une
tache blanchâtre nécrotique.

Des phénomènes d'une tout autre portée ont été
signalés par tous ceux qui ont étudié de près les
résultats histologiques de la fulguration.

Wasielewsky et Hirschfeld les premiers ont at-
tiré l'attention sur les phénomènes inflammatoires
et de réparation (diapédèse séreuse, infiltration de
cellules rondes, formation de tissu conjonctif
nouveau), dont les plaies fulgurées sont le siège.

Bergonié et Tribondeau (1) ensuite signalent que
la fulguration s'accompagne d'une congestion intense et d'une destruction considérable d'hématies.
Les régions frappées par l'étincelle (foie et rein
de lapin) s'entourent d'un cordon de polynucléaires
qui se détruisent rapidement, et, ceux-ci détruits,
la réparation s'opère aux dépens des éléments con-
jonctifs indemnes.

Avec Menetrier, nous avons vérifié le fait sur la

_____

(1) Bergonié et Tribondeau, *loc. cit.*

peau de lapins fulgurés en voie de cicatrisation et avons constaté une intensité considérable des diapédèses polynucléaires, notamment dans l'épiderme, qu'on trouve phlycténisé par places.

Bergonié et Tribondeau ont suivi le processus de réparation dans le foie et le rein. Dans le foie, se produirait un anneau de sclérose qui envahit et étouffe les travées épithéliales nécrosées ; dans le rein, le tissu conjonctif finit par étouffer dans son feutrage les tubes urinifères atrophiés (1).

De constatations histologiques analogues faites en série, mais sur des sujets cancéreux traités par la fulguration, Tuffier et Mauté (2) concluent que, sur une faible épaisseur, sur une épaisseur de 5 millimètres environ, des amas néoplasiques peuvent être comme étouffés dans un réseau de tissu conjonctif néoformé à tendance scléreuse rapide.

Cliniquement l'allure de certaines récidives se faisant sous forme de nodules comme enchâssés, emprisonnés dans le derme, ainsi que le rapporte Juge (3), semble répondre au fait histologique.

---

(1) BERGONIÉ et TRIBONDEAU, *loc. cit.*

(2) TUFFIER et MAUTÉ, *Congrès de Bruxelles*, sept. 1908.

(3) JUGE, *loc. cit.*

C'est aussi sans doute par un processus analogue que la *petite étincelle* de haute fréquence amène la regression des petits épithéliomes cutanés.

Bref, l'étincelle électrique, impuissante à détruire la cellule épithéliale dans les conditions de la fulguration, paraît surtout apte à produire des phénomènes réactionnels.

Est-il possible néanmoins d'admettre une action simplement dynamique, une action de sidération sur la cellule maligne ? On pourrait invoquer à l'appui de cette hypothèse les faits bien connus d'action à distance de la foudre. Celle-ci détermine souvent des lésions loin des points où elle a frappé. Ce sont des hémorragies du cortex, des cornes antérieures de la moelle, du décollement de la rétine, des extravasations sanguines dans la cornée. De Keating-Hart a émis l'idée que de même l'étincelle pourrait exercer son action à distance. Elle agirait alors par une sorte de stupéfaction des tissus (1).

(1) Ledoux-Lebard a récemment rapporté à la Société du Cancer deux faits de guérison de tumeurs malignes après fulguration par la foudre. La première observation, consignée dans un ouvrage sur le cancer publié par Walshe en 1846, a trait à une femme atteinte d'un squirrhe du sein et qui en guérit après avoir été frappée par la foudre. La seconde, publiée par Broca, concerne un malade porteur d'un cancer de la lèvre inférieure qui se serait résorbé à la suite d'un accident analogue.

Cette hypothèse a toutefois contre elle les faits d'accélération dans la marche de la néoplasie signalés par Czerny et observés également par nous-même.

L'application d'étincelles électriques puissantes sur des tissus vivants conduit naturellement à tenter un rapprochement avec les *brûlures électriques*.

Les brûlures dues aux contacts accidentels avec des appareils ou des fils transportant du courant à haut voltage présentent des caractères nettement tranchés. C'est tout d'abord l'*absence de douleurs*. Le brûlé ne souffre pas de sa plaie. Souvent même il ne s'aperçoit pas qu'il a été brûlé, et le fait contraste singulièrement avec les souffrances qu'occasionnnent les brûlures par corps incandescents.

On a dit que les brûlures ne s'accompagnaient jamais de *phlyctènes*, et on a voulu faire de leur absence un signe caractéristique. Le fait est que les phlyctènes n'existent pas toujours, ou alors sont d'apparition tardive et se montrent seulement le quatrième ou cinquième jour. Formées par l'épiderme soulevé, elles sont habituellement transparentes, remplies de sérosité limpide et claire.

Quand la brûlure est profonde et que l'épiderme a été détruit, elles se produisent sous l'épiderme des parties voisines : leur contenu est alors plus opaque que dans les brûlures superficielles et fréquemment sanguinolent.

La *cicatrisation* des brûlures électriques est souvent assez rapide. On a noté l'aspect rosé et lisse des plaies quand elles sont en voie de réparation. L'occlusion se fait par la production d'une cicatrice régulière ; la peau reprend ses caractères intégralement, se montre lisse, luisante, unie, douce au toucher, sans jamais présenter l'aspect irrégulier, chéloïdien et les tiraillements des brûlures ordinaires.

Sans doute ne faudrait-il pas chercher à identifier ces phénomènes avec les résultats de la fulguration, d'autant plus que dans les brûlures interviennent simultanément le phénomène d'arc, ainsi que le phénomène d'électrolyse quand la brûlure est due au courant continu, mais néanmoins, il y a dans l'analgésie, l'infiltration séreuse, la qualité de la cicatrice, trois caractères propres aux brûlures, dont on ne saurait manquer de saisir l'analogie avec la rémission des douleurs, la lymphorrhée et le mode de réparation que procure cette autre sorte de brûlure dépouillée de l'effet électrolytique et de l'effet d'arc, celle de l'étincelle de résonance.

VIII. — L'ÉTINCELLE ELECTRIQUE
DANS LE TRAITEMENT DES PLAIES ATONES.

Parmi les phénomènes observés après la fulguration des tumeurs malignes, il en est un qui a
particulièrement éveillé l'attention : c'est la puissance *ouloplasique* des plaies frappées par l'étincelle électrique. La remarquable activité de la
réparation, la rapidité de l'occlusion, la perfection
de la cicatrice, sur un terrain somme toute peu
favorable à la cicatrisation, donnent l'impression
de l'existence d'une action propre à la puissante
et longue étincelle de haute fréquence.

Il n'y a pas là cependant une propriété physio-
logique nouvelle à inscrire à l'actif de cette modalité électrique, car, depuis plusieurs années, la thérapeutique dermatologique l'utilise d'une façon
courante.

Au Congrès de Moscou, Oudin (1) démontrait

_____

(1) OUDIN, Les courants de haute fréquence dans les maladies
de la peau et des muqueuses (*Congrès intern. de médecine*, Moscou, 1897).

déjà l'action stimulante sur la nutrition de la peau, l'action trophonévrotique de l'étincelle issue de son résonateur. Des plaques de *zona*, des *ulcérations torpides* du *col utérin* avaient rapidement guéri par ce procédé.

Depuis lors, de nombreuses observations ont rapporté les effets rapidement réparateurs de l'étincelle de haute fréquence. Guilloz, Bordier, Strebel, Oudin l'ont préconisée, comme on l'a vu, dans le traitement des petits cancroïdes de la peau.

De même, on a vu des *plaies atones* de toute nature, et particulièrement des *ulcères variqueux*, se combler rapidement après l'application d'étincelles de condensation, ou même seulement de puissants effluves.

Oudin et Ronneaux, dans leur communication au Congrès de Liége, insistent sur ce que, dans les ulcérations traitées par la haute fréquence, la douleur est toujours le premier symptôme amendé, qu'elle a souvent disparu avant même que l'ulcération ne soit entrée nettement dans la voie de la guérison. Les phénomènes inflammatoires de voisinage, lymphangites, engorgements ganglionnaires, sont très rapidement modifiés, tandis que l'ulcération se rétrécit et se déterge, que son écoulement se tarit.

« L'ulcération se rétrécit autour de son centre, se ratatine, tandis que son fond se nettoie et se surélève. La guérison va très vite quand il s'agit d'ulcères simples, ulcères traumatiques, même quand ils traînent depuis plusieurs semaines et sans que les règles de l'antisepsie soient observées » (1).

Les ulcères variqueux sont donc justiciables de la haute fréquence ; toutefois, dans ce cas, l'étendue de la lésion ou l'insuffisance réactionnelle des bords de la plaie peut obliger à une légère excision. Mais, de toute façon, cette thérapeutique dispense des excisions larges, des incisions circonférentielles ou des procédés d'autoplastie.

Des résultats de cet ordre ne pouvaient qu'encourager à généraliser l'emploi de la haute fréquence dans le traitement de toutes sortes de plaies torpides. Aussi avons-nous conseillé l'effluvation dans le traitement des *radiodermites* ulcérées. De Keating-Hart en a récemment traité un cas avec l'étincelle, et le résultat, comme de juste, s'est montré remarquable.

(1) OUDIN et RONNEAUX, État phlegmasique des tissus (*Congrès de Liége*, 1905).

A-t-on affaire de même à une plaie due à l'absence
de réunion par première intention, on constate que
l'application d'un flux de petites étincelles active
le travail d'occlusion. C'est ainsi que, chez une
malade à laquelle le professeur Reclus avait fait
un Halstedt, avec fulguration consécutive, le processus réparateur s'étant arrêté lorsque l'énorme
plaie primitive eut acquis les dimensions d'une
paume de main, quelques applications de l'électrode condensatrice produisirent une stimulation
nouvelle.

Nous avons eu d'autre part l'occasion d'observer un cas de *zona gangreneux* avec larges
ulcérations dont, depuis deux mois, aucun traitement n'avait réussi à produire l'occlusion. Cinq
applications de l'électrode condensatrice nous suf-
firent pour déterminer en quinze jours une cutisa-
tion parfaite.

Si l'on rapproche encore de ces faits la rapide
cicatrisation de la fissure anale, entraînant avec
elle la disparition du cortège sphinctéralgique, la
fermeture de certains trajets fistuleux, la guérison
d'ulcérations tuberculeuses de la langue, la sur-
prenante rapidité de la cicatrisation dans les lupus
érythémateux traités par notre procédé mixte,

scarifications et haute fréquence, on ne peut manquer d'être frappé de la similitude de ces processus avec l'activité réparatrice des tissus frappés par la grande étincelle de haute fréquence dans la méthode de Keating-Hart (1).

En physiologie expérimentale, on retrouve d'ailleurs des phénomènes du même ordre. De Nobèle (2), en effet, a montré que, chez le cobaye, un abcès se déterge et se cicatrise plus rapidement chez l'animal soumis à l'action de l'étincelle que chez l'animal témoin.

(1) ZIMMERN et LOUSTE, Scarifications et haute fréquence combinées en thérapeutique dermatologique (*Soc. méd. des hôp.*, 26 juin 1908).

(2) DE NOBÈLE et TYTGAT, Action de la fulguration sur les tissus normaux (*Arch. d'élect. méd.*, 10 novembre 1908).

IX. — L'ACTION OULOPLASIQUE DE L'ÉTIN-CELLE EXPLIQUE PEUT-ÊTRE LES RÉSUL-TATS DE LA FULGURATION.

Il semble donc bien établi que les applications locales des courants de haute fréquence possèdent une action trophique remarquable qui porte à les considérer comme un agent ouloplasique de premier ordre. Cette propriété se retrouve dans leurs différentes modalités : effluve, étincelle de condensation, petite étincelle directe, grande étincelle directe du résonateur, sans qu'il soit possible toutefois, jusqu'à présent, d'établir dans quelles circonstances l'une ou l'autre l'emporte en activité.

Or, les suites opératoires d'un cancer fulguré après exérèse présentent d'ordinaire la caractéristique commune sur laquelle nous venons d'insister : la puissance et la vitesse de la réparation (fig. 8). Celle-ci s'effectue grâce à la production d'un tissu conjonctif vivace, à tendance fibreuse, voire même, dans certains cas, d'un processus d'autoplastie spontanée tout à fait inattendu.

La réaction du tissu conjonctif est donc, dans la

fulguration, le phénomène dominant, et l'activité cicatricielle vraisemblablement l'unique bénéfice de la méthode.

Toutefois il n'est pas illogique d'admettre que la coulée conjonctive amenée par la fulguration dans le cratère laissé par l'exérèse puisse offrir sinon une barrière, du moins un obstacle à l'extension d'une repullulation *in situ*. A l'appui de cette hypothèse, nous invoquerions volontiers les données histologiques de Tuffier et Mauté (bandes de tissu scléreux étouffant des amas néoplasiques), de Bergonié et Tribondeau (tubes urinifères étouffés dans du tissu conjonctif de nouvelle formation) comme aussi le caractère silencieux et torpide, en nodules enchâssés, de certaines récidives consécutives à la fulguration.

Tout en nous gardant d'une généralisation que rien ne justifierait, nous pensons que, dans certains cas, cette substitution d'un sol conjonctif où un îlot néoplasique abandonné ou greffé poussera difficilement des racines, peut, jusqu'à un certain point, faire échec à la récidive locale, et cela notamment dans les régions *déjà riches par elles-mêmes en tissu conjonctif*, comme la face ou l'espace périrectal.

Le fait, du reste, ne serait pas absolument nou-

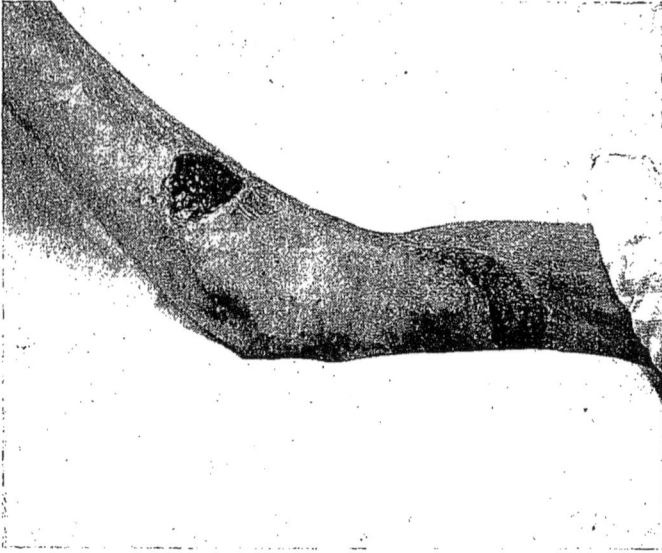

1.

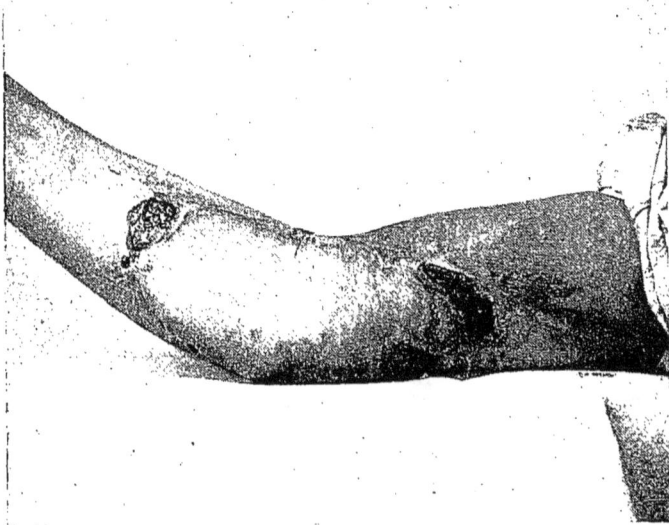

11.

Fig. 8. — Activité de la réparation chez un sujet de vingt-huit ans, traité par la fulguration pour un épithélioma du bras (Marcille-Zimmern). La photographie II a été prise 18 jours après la photographie I.

veau, car, ainsi que le fait remarquer Lucas-
Championnière, les phénomènes de cicatrisation
singuliers sous une surface cancéreuse détruite,
laissant des surfaces sur lesquelles le cancer n'a
pas tendance à se développer, avec un système
lymphatique qui paraît, au moins pour longtemps,
rebelle au cancer, ne sont pas sans analogie avec
ceux qui ont été observés avec les traitements
par le caustique, et plus particulièrement après
l'action de certains caustiques comme le caustique arsenical (1).

Mais il est de toute évidence que cette conception d'un rôle défensif de la fulguration n'est
valable que sous la double garantie d'une *exérèse
complète de tous les prolongements* aberrants de la
tumeur et d'une *vitalité parfaite des tissus sains.*

(1) Lucas-Championnière, *Jour. de méd. et de chir. prat.*
10 mars 1909.

X. — LES RÉSULTATS ET LES INDICATIONS.

Les résultats obtenus avec l'effluve et l'étincelle de haute fréquence dans le traitement des plaies torpides, des ulcérations phagédéniques, les guérisons et les améliorations maintes fois constatées mettent l'action réparatrice de ces procédés au-dessus de toute contestation. Il y a là une propriété de la haute fréquence suffisamment vérifiée par la pratique, à laquelle on pourra faire appel dans les *érosions*, les *ulcérations* de la peau, des muqueuses, les plaies chirurgicales, telles que *crevasses, engelures ulcérées, ulcérations syphilitiques* ou *tuberculeuses, fissures, mal perforant, plaies phagédéniques, ulcères variqueux, radiodermites profondes*, etc. L'étendue des lésions, l'apparence atonique des tissus pourront amener à faire préférer l'étincelle à l'effluve, comme aussi à faire précéder l'action électrique d'un curettage préparatoire.

Les considérations que nous avons émises au sujet des *petites néoplasies cutanées* et de leur traitement par la petite étincelle de haute fréquence;

nous permettent d'en préconiser l'emploi d'une manière formelle toutes les fois que l'étendue de la production ne nécessitera pas la combinaison de l'acte chirurgical.

En ce qui concerne maintenant le traitement des grands cancers par la fulguration, une question préjudicielle se pose. La méthode a-t-elle jusqu'ici donné des preuves d'efficacité, même relative, assez nombreuses et assez sérieuses pour mériter de retenir l'attention du monde chirurgical?

Quelques chirurgiens sont restés indifférents à la nouvelle méthode, beaucoup s'y sont intéressés ; mais, parmi ces derniers, un grand nombre s'est laissé influencer par la réalité d'une action directe, destructive ou de sidération de l'étincelle sur l'élément néoplasique. Aussi, bien des insuccès, attribuables à des exérèses insuffisantes, à des tentatives dans des cas désespérés, ont-ils découragé certains opérateurs.

Mais on ne saurait méconnaître que, dès le début, la méthode a permis de montrer un certain nombre de malades en état de « guérison apparente » (1), et ces résultats heureux, même en ne les considé-

(1) JUGE, loc. cit.

rant que comme des résultats temporaires, semblent
bien devoir être pris en considération, car c'est,
somme toute, dans la difficulté que s'est essayée la
méthode à ses origines.

Or, si l'on tient compte des enseignements de la
période des tâtonnements, il semble bien qu'en
déplaçant le point de vue auquel se sont placés
les premiers observateurs, on puisse arriver à
préciser la valeur de la méthode et à en dégager
les avantages.

Se fondant sur les résultats en quelque sorte
inespérés obtenus par la fulguration dans des cas
inopérables, quelques chirurgiens déclarent vou-
loir y faire appel toutes les fois que les circonstances
opératoires ne leur auront pas permis de passer
suffisamment au large des masses néoplasiques.

D'autres ont cherché à sérier les indications :
de Keating-Hart distingue actuellement des cancers
généralisés, des cancers anatomiquement inopérables, des cancers chirurgicalement inopérables
et des cancers opérables. Cette division permet
évidemment de rejeter pour la fulguration les
deux premières catégories ; la méthode ne saurait
en effet s'appliquer aux néoplasmes à métastases
multiples, aux cancers du poumon, du foie, aux

sarcomes mélaniques dont la poursuite locale ne diminue pas la tendance généralisatrice, etc. Mais cette contre-indication si évidente bien établie, nous ne pensons pas que le fait d'être inopérable, ou opérable dans de mauvaises conditions au point de vue de la récidive, doive conduire à renforcer, comme on l'a dit, l'acte chirurgical par la fulguration. Cette conception simpliste et par trop schématique nous semble d'une application dangereuse, susceptible par là même d'amener des désillusions et d'acculer ainsi la méthode à la faillite.

A notre avis, et pour le moment du moins, les indications de la fulguration ne sauraient être ni présentées de cette manière, ni mises en équation. C'est d'une manière tout à fait différente que la question nous paraît devoir être envisagée.

Ce sont les faits nouveaux, les avantages présumés, les inconvénients possibles, qu'il faut interroger pour juger de l'appui que peut prêter la fulguration à l'intervention chirurgicale, et, par suite, de son opportunité.

Dans cet ordre d'idées, on peut se demander si la fulguration ajoute quelque chose à l'exérèse, si les améliorations signalées ne relèvent pas purement et simplement de la chirurgie, si elle diminue les chances de récidive ou modifie celle-ci dans son allure en réduisant sa malignité.

Or ce sont là des questions que personne aujourd'hui ne saurait résoudre ni dans un sens ni dans l'autre. Il faudra bien des années encore avant qu'on puisse établir si réellement l'étincelle électrique peut entraver l'extension des cancers, si, par sa nature, la cicatrice qu'elle procure est susceptible d'apporter un obstacle à la récidive.

Le seul jugement définitif que nous soyons dès maintenant autorisés à porter, c'est sur la réalité d'un mode de réparation nouveau, actif, esthétique. C'est là une ressource qui, à première vue, peut paraître accessoire, mais dont aucun chirurgien ne saurait méconnaître l'importance.

L'appui que la fulguration, par l'incitation des processus de réparation, apporte à la chirurgie, réside dans la possibilité d'obtenir des occlusions dans les cas où celles-ci paraîtraient difficiles ou problématiques. En se déchargeant du souci de la réparation, le chirurgien pourra donc ainsi, dans certains cas, étendre davantage les limites de l'exérèse et donner de la sorte à son opéré le bénéfice d'une intervention plus large.

Il s'ensuit que c'est la chirurgie des néoplasmes,

de la tête et du cou, des variétés térébrantes de la face qui tirera de la fulguration les plus beaux bénéfices.

D'aucuns objecteront sans doute, que les cancers superficiels de la face méritent à peine le nom de tumeurs malignes, et que bien des thérapeutiques se sont montrées efficaces dans les cancroïdes, que la cicatrisation des plaies de la face est déjà spontanément fort active. Mais nous ne considérons qu'accessoirement les néoplasmes limités auxquels s'appliquent ces observations pour envisager plus particulièrement ceux dont l'exérèse aura amené de larges pertes de substance et ouvert des cavités profondes. D'ailleurs, si la tendance cicatricielle autonome des plaies de la face est bien connue, il suffit d'avoir vu le bourgeonnement souvent exubérant se faire au fond d'une plaie fulgurée, d'avoir vu se combler la cavité orbitaire après l'énucléation de son contenu pour acquérir la conviction d'une influence additionnelle de l'étincelle électrique. La réparation relativement rapide, esthétique, qu'elle procure dispensera d'ailleurs le plus souvent de la greffe.

Le même avantage pourra dicter au chirurgien l'emploi de la fulguration dans toutes les interventions sur la mamelle, où les exigences d'une exérèse complète rendront la réunion immédiate impossible.

Du côté du rectum, où la fulguration paraît avoir donné jusqu'à présent des résultats *immédiats* en moyenne assez favorables, où elle paraît avoir permis quelques survies inattendues, sans anus iliaque, il semble que l'exérèse puisse être utilement secondée par l'étincelle, l'évidement partiel ou total des creux ischio-rectaux étant rapidement suivi d'une abondante production conjonctive.

Mais, de toute façon, la recherche de l'activité ouloplasique, demandée à l'étincelle, ne dispense pas de l'extirpation large, de l'extirpation d'autant plus large que la néoplasie présentera une allure extensive plus marquée. Si l'on n'avait pas la certitude d'avoir mené le bistouri en tissu sain, mieux vaudrait, selon nous, renoncer à la fulguration, que de risquer d'inciter à la prolifération des lobules néoplasiques abandonnés dans la plaie.

Souvent, du reste, en dépit de l'exérèse large, surviendra une récidive locale, parfois assez limitée, mais rapide, ce qui amènera à pratiquer une nouvelle intervention sur un noyau qu'il sera de ce chef assez aisé de circonscrire. Quelques cas exigent même deux ou trois « retouches » complémentaires. La fulguration itérative serait de même indiquée si le travail de cicatrisation menaçait de se ralentir.

Enfin, une autre propriété de l'étincelle nous paraît pouvoir être mise à contribution. Par son action analgésique doublée de son action hémostatique, l'étincelle peut rendre quelques services dans les interventions palliatives entreprises sur l'utérus cancéreux. L'application de l'étincelle après curage pourra, dans certains cas, remplacer le dard, le fer rouge des gynécologues. Des hémorragies « lavure de chair » incessantes, des écoulements fétides, qui font des malades un objet de répulsion pour leur entourage, des crises douloureuses pelviennes pourront être supprimés ou atténués pour un temps. C'est dire qu'on peut admettre l'intervention électrique dans la thérapeutique du cancer de l'utérus au titre de palliatif temporaire.

Restent les autres cancers des muqueuses, le cancer de la langue, du plancher de la bouche, du larynx, de la vessie. Quelques cas très limités ont été fulgurés avec succès, d'autres, plus étendus, ne se sont pas arrêtés dans leur évolution.

Il semble que, d'une manière générale, la récidive

ait tendance à respecter la zone frappée par l'étincelle.

Il en a été ainsi dans plusieurs cas où, après fulguration, la cicatrice ou la zone fulgurée sont
restées indemnes de récidive, tandis que celle-ci a
pu se développer à la périphérie dans les régions
négligées par l'exérèse.

Nous en avons observé avec Mouchet un cas
bien typique, et Marion a récemment rapporté à la
Société de chirurgie l'histoire d'un malade, atteint
de cancer du col de la vessie, chez lequel une
extirpation partielle de l'organe avec fulguration
consécutive, fut suivie d'une reconstitution parfaite. Plusieurs mois après, le cystoscope montra
l'existence de quelques nouvelles végétations, mais
celles-ci implantées au large de la cicatrice.

Il résulte de ces considérations que l'étincelle
électrique, collaboratrice de l'œuvre chirurgicale,
est susceptible d'apporter quelque appui à la chirurgie du cancer, directement en accélérant le
travail de réparation, indirectement en permettant
des interventions plus étendues que le souci de la
restauration n'eût conduit à les faire. Enfin l'observation semble montrer que le tissu cicatriciel né
de la fulguration constitue un terrain peu favorable
à la repullulation locale.

TABLE DES MATIÈRES

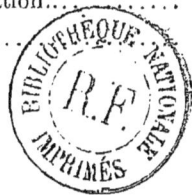

6035-09. — CORBEIL. Imprimerie CRÉTÉ.

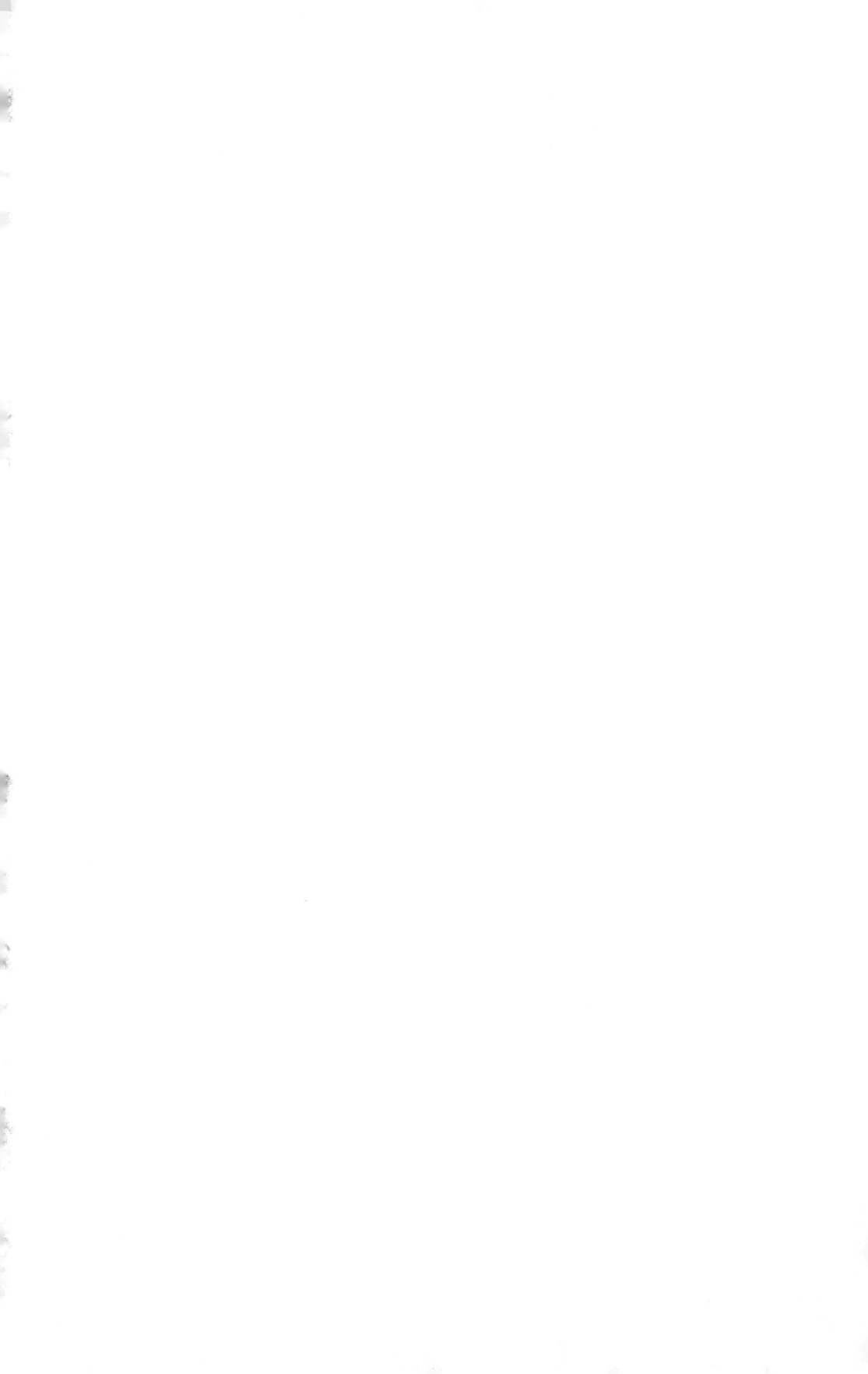

www.ingramcontent.com/pod-product-compliance
Lightning Source LLC
Chambersburg PA
CBHW030926220326
41521CB00039B/979